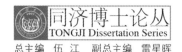

总主编 伍江 副总主编 雷星晖

李长明 陈义汉 著

SNX13与心力衰竭的
关系及其机制研究

Study of Effects and Related Regulatory
Mechanism of SNX13 on Heart Failure

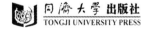

同济大学 出版社
TONGJI UNIVERSITY PRESS

内 容 提 要

代偿性心肌肥大走向心衰的过程中涉及复杂的细胞和分子重塑机制，而对于心肌细胞来说，调控细胞膜蛋白和胞浆蛋白的蛋白表达和定位的能力至关重要。本书通过大量的实验解释了SNX13在心力衰竭发病机制中的具体作用和一些心肌细胞里的生理功能。

本书适合医学专业研究人员阅读参考使用。

图书在版编目(CIP)数据

SNX13与心力衰竭的关系及其机制研究/李长明,陈义汉著
. 一上海：同济大学出版社,2017.5
（同济博士论丛/伍江总主编）
ISBN 978－7－5608－6838－7

Ⅰ. ①S… Ⅱ. ①李…②陈… Ⅲ. ①心力衰竭-研究 Ⅳ.
①R541.6

中国版本图书馆 CIP 数据核字(2017)第 062741 号

SNX13 与心力衰竭的关系及其机制研究

李长明 陈义汉 著

出 品 人	华春荣	责任编辑	陈红梅	熊磊丽	
责任校对	徐春莲	封面设计	陈益平		

出版发行 同济大学出版社 www.tongjipress.com.cn
　　　　　（地址：上海市四平路 1239 号 邮编：200092 电话：021－65985622)

经　　销 全国各地新华书店
排版制作 南京展望文化发展有限公司
印　　刷 浙江广育爱多印务有限公司
开　　本 787 mm×1092 mm　　1/16
印　　张 9.5
字　　数 190 000
版　　次 2017 年 5 月第 1 版　　2017 年 5 月第 1 次印刷
书　　号 ISBN 978－7－5608－6838－7

定　　价 78.00 元

"同济博士论丛"编写领导小组

"同济博士论丛"编辑委员会

袁万城　莫天伟　夏四清　顾　明　顾祥林　钱梦騄
徐　政　徐　鉴　徐立鸿　徐亚伟　凌建明　高乃云
郭忠印　唐子来　阎耀保　黄一如　黄宏伟　黄茂松
戚正武　彭正龙　葛耀君　董德存　蒋昌俊　韩传峰
童小华　曾国荪　楼梦麟　路秉杰　蔡永洁　蔡克峰
薛　雷　霍佳震

秘书组成员：谢永生　赵泽毓　熊磊丽　胡晗欣　卢元姗　蒋卓文

总　序

在同济大学110周年华诞之际,喜闻"同济博士论丛"将正式出版发行,倍感欣慰。记得在100周年校庆时,我曾以《百年同济,大学对社会的承诺》为题作了演讲,如今看到付梓的"同济博士论丛",我想这就是大学对社会承诺的一种体现。这110部学术著作不仅包含了同济大学近10年100多位优秀博士研究生的学术科研成果,也展现了同济大学围绕国家战略开展学科建设、发展自我特色,向建设世界一流大学的目标迈出的坚实步伐。

坐落于东海之滨的同济大学,历经110年历史风云,承古续今、汇聚东西,秉持"与祖国同行、以科教济世"的理念,发扬自强不息、追求卓越的精神,在复兴中华的征程中同舟共济、砥砺前行,谱写了一幅幅辉煌壮美的篇章。创校至今,同济大学培养了数十万工作在祖国各条战线上的人才,包括人们常提到的贝时璋、李国豪、裘法祖、吴孟超等一批著名教授。正是这些专家学者培养了一代又一代的博士研究生,薪火相传,将同济大学的科学研究和学科建设一步步推向高峰。

大学有其社会责任,她的社会责任就是融入国家的创新体系之中,成为国家创新战略的实践者。党的十八大以来,以习近平同志为核心的党中央高度重视科技创新,对实施创新驱动发展战略作出一系列重大决策部署。党的十八届五中全会把创新发展作为五大发展理念之首,强调创新是引领发展的第一动力,要求充分发挥科技创新在全面创新中的引领作用。要把创新驱动发展作为国家的优先战略,以科技创新为核心带动全面创新,以体制机制改革激发创新活力,以高效率的创新体系支撑高水平的创新型国家建设。作为人才培养和科技创新的重要平台,大学是国家创新体系的重要组成部分。同济大学理当围绕国家战略目标的实现,作出更大的贡献。

大学的根本任务是培养人才,同济大学走出了一条特色鲜明的道路。无论是本科教育、研究生教育,还是这些年摸索总结出的导师制、人才培养特区,"卓越人才培养"的做法取得了很好的成绩。聚焦创新驱动转型发展战略,同济大学推进科研管理体系改革和重大科研基地平台建设。以贯穿人才培养全过程的一流创新创业教育助力创新驱动发展战略,实现创新创业教育的全覆盖,培养具有一流创新力、组织力和行动力的卓越人才。"同济博士论丛"的出版不仅是对同济大学人才培养成果的集中展示,更将进一步推动同济大学围绕国家战略开展学科建设、发展自我特色、明确大学定位、培养创新人才。

面对新形势、新任务、新挑战,我们必须增强忧患意识,扎根中国大地,朝着建设世界一流大学的目标,深化改革,勠力前行!

万　钢

2017 年 5 月

论丛前言

　　承古续今，汇聚东西，百年同济秉持"与祖国同行、以科教济世"的理念，注重人才培养、科学研究、社会服务、文化传承创新和国际合作交流，自强不息，追求卓越。特别是近 20 年来，同济大学坚持把论文写在祖国的大地上，各学科都培养了一大批博士优秀人才，发表了数以千计的学术研究论文。这些论文不但反映了同济大学培养人才能力和学术研究的水平，而且也促进了学科的发展和国家的建设。多年来，我一直希望能有机会将我们同济大学的优秀博士论文集中整理，分类出版，让更多的读者获得分享。值此同济大学 110 周年校庆之际，在学校的支持下，"同济博士论丛"得以顺利出版。

　　"同济博士论丛"的出版组织工作启动于 2016 年 9 月，计划在同济大学 110 周年校庆之际出版 110 部同济大学的优秀博士论文。我们在数千篇博士论文中，聚焦于 2005—2016 年十多年间的优秀博士学位论文 430 余篇，经各院系征询，导师和博士积极响应并同意，遴选出近 170 篇，涵盖了同济的大部分学科：土木工程、城乡规划学（含建筑、风景园林）、海洋科学、交通运输工程、车辆工程、环境科学与工程、数学、材料工程、测绘科学与工程、机械工程、计算机科学与技术、医学、工程管理、哲学等。作为"同济博士论丛"出版工程的开端，在校庆之际首批集中出版 110 余部，其余也将陆续出版。

　　博士学位论文是反映博士研究生培养质量的重要方面。同济大学一直将立德树人作为根本任务，把培养高素质人才摆在首位，认真探索全面提高博士研究生质量的有效途径和机制。因此，"同济博士论丛"的出版集中展示同济大学博士研究生培养与科研成果,体现对同济大学学术文化的传承。

"同济博士论丛"作为重要的科研文献资源,系统、全面、具体地反映了同济大学各学科专业前沿领域的科研成果和发展状况。它的出版是扩大传播同济科研成果和学术影响力的重要途径。博士论文的研究对象中不少是"国家自然科学基金"等科研基金资助的项目,具有明确的创新性和学术性,具有极高的学术价值,对我国的经济、文化、社会发展具有一定的理论和实践指导意义。

"同济博士论丛"的出版,将会调动同济广大科研人员的积极性,促进多学科学术交流、加速人才的发掘和人才的成长,有助于提高同济在国内外的竞争力,为实现同济大学扎根中国大地,建设世界一流大学的目标愿景做好基础性工作。

虽然同济已经发展成为一所特色鲜明、具有国际影响力的综合性、研究型大学,但与世界一流大学之间仍然存在着一定差距。"同济博士论丛"所反映的学术水平需要不断提高,同时在很短的时间内编辑出版110余部著作,必然存在一些不足之处,恳请广大学者,特别是有关专家提出批评,为提高同济人才培养质量和同济的学科建设提供宝贵意见。

最后感谢研究生院、出版社以及各院系的协作与支持。希望"同济博士论丛"能持续出版,并借助新媒体以电子书、知识库等多种方式呈现,以期成为展现同济学术成果、服务社会的一个可持续的出版品牌。为继续扎根中国大地,培育卓越英才,建设世界一流大学服务。

伍 江

2017 年 5 月

前　言

心力衰竭(心衰)是临床常见的严重心血管疾病。心衰主要表现在心脏收缩和(或)舒张功能异常与全身各组织器官灌注不足。心衰的发病机制很复杂,目前尚不完全清楚。

代偿性心肌肥大走向心衰的过程中涉及复杂的细胞和分子重塑机制。而对于心肌细胞来说,调控细胞膜蛋白和胞浆蛋白的蛋白表达和定位的能力至关重要。在细胞内,内小体系统关键性的调控了一些蛋白的转运,包括将内质网-高尔基网络出来的蛋白转运至恰当的功能区,以及调控内吞蛋白的回收或者溶酶体降解。目前已有报道证实,内小体系统在细胞离子通道蛋白的转运调控中发挥了重要作用。

PX 结构域能与 PtdIns3P(PI3P)结合,从而将蛋白靶向定位于富集该脂质的早期内小体上。因此,PX 结构域蛋白就能定位到合适的位置发挥功能,再通过其他功能结构域结合更多的靶分子,调控多种生物学通路,其中包括细胞内的蛋白传送。SNXs 家族蛋白就是一类含 PX 结构域的蛋白,能借 PX 结构域结合 PI3P,定位于细胞内小体的膜结构上。SNXs 家族蛋白在胞内调控着蛋白的分选和转运,大多数都是在内小体系统中参与细胞膜蛋白的内吞过程。近年研究发现,一些 SNXs 家族蛋白参与到人类疾病的发病机制中,包括阿尔兹海默病、癌症、炎症,等等。但是,尚未见有关于心衰中 SNXs 家族的调控作用的研究报道。

为了阐明 SNXs 家族蛋白在心衰的发病机制中的潜在重要作用和进一步介绍 SNXs 蛋白在心肌细胞中的一些基本生理功能,我们在人类心衰样本和心衰动物模型样本中筛查了 SNXs 家族蛋白的表达谱,发现了 SNX13 与心衰的潜在重要联系。分选蛋白 SNX13 既能激活 GTP 酶,同时又是 SNXs 的成员,因而 SNX13 可能双重调控着 G 蛋白受体信号通路和囊泡转运。在本研究中我们通过大量的实验解释了 SNX13 在心衰发病机制中的具体作用和在一些心肌细胞里的生理功能。

研究目的:

(1) 筛查出与心衰发生密切相关的目标 SNX。

(2) 探讨筛查出的 SNX13 的敲除是否能引起心衰,并揭示 SNX13 敲除引起心衰等表型的病理生理学机制。

(3) 寻找 SNX13 影响心衰的作用靶分子,解析 SNX13 与靶分子之间的蛋白相互作用,分析目标 SNX 影响心衰的关键功能结构域。

研究方法:

(1) 收集人类心衰的心肌样本,构建主动脉缩窄术(TAC)致心衰的动物模型,采用定量 PCR 技术和免疫印迹技术,检测这些样本的 SNXs 家族的 mRNA 水平和蛋白表达水平。

(2) 分析已筛选出的目标 SNX13 基因的斑马鱼物种和人的同源性,并利用斑马鱼整体原位杂交检测 SNX13 基因的全身各组织器官表达谱。采用显微注射反义寡核苷酸序列技术,构建 SNX13 敲除的斑马鱼模型动物,并用 H&E 染色检测心脏腔室的大小,用共聚焦显微镜快扫模式监测斑马鱼胚胎的心功能。

(3) 电镜观察 SNX13 敲除的斑马鱼胚胎的心肌细胞超微结构,并采用吖啶橙染色和激活型 caspase 3 抗体免疫荧光染色的方式,检测斑马鱼心肌细胞的凋亡情况。同时,采用 DNA ladder 技术和流式细胞仪分选检测 SNX13 敲除的新生大鼠心肌细胞的凋亡情况。

（4）用 caspases 抑制剂处理 SNX13 敲除的斑马鱼,检测斑马鱼心肌凋亡的变化和心功能的变化。另外,采用免疫印迹技术,分析 SNX13 敲除心肌细胞的 caspases 蛋白表达情况,以及 Bcl - 2 家族蛋白的线粒体分布情况。

（5）用免疫印迹技术检测心衰样本和 SNX13 敲除心肌细胞中的抗凋亡蛋白 Apoptosis repressor with caspase recruitment domain（ARC）蛋白表达水平,并通过溶酶体抑制剂、蛋白酶体抑制剂和 LAMP1 基因敲除技术,分析 ARC 蛋白被降解的方式。同时,在 SNX13 敲除的心肌细胞过表达 ARC 蛋白,检测细胞凋亡的变化,以及在 SNX13 敲除的斑马鱼胚胎过表达 ARC 蛋白后,检测胚胎心肌的凋亡情况和心功能改变。

（6）利用免疫共沉淀技术分析 SNX13 和 ARC 的蛋白互作。用细胞免疫荧光成像技术,分析内源性 ARC 与 SNX13 和 EEA1 的分布情况,并且纯化早期内小体,检测 ARC 的组分表达情况。再用细胞免疫荧光成像技术,分析 SNX13 敲除后 ARC 蛋白的胞内转位情况。

（7）构建 SNX13 的四个不同结构域的缺失突变体,分析各自与 ARC 的蛋白相互作用,检测各自突变体在细胞内表达后 ARC 蛋白的转位,以及 ARC 蛋白的表达水平和 caspase 8 的激活情况。

研究结果显示:

（1）SNX13 的 mRNA 水平和蛋白表达水平在人终末期心衰样本和心衰动物模型中均显著下调。

（2）SNX13 敲除致使斑马鱼胚胎的心脏房室腔扩张,每搏输出量和心输出量均显著降低。同时,斑马鱼 SNX13 基因与人类的高度同源,并且表达于斑马鱼各组织器官,包括心脏。

（3）SNX13 敲除斑马鱼胚胎的心肌细胞发生了细胞自噬现象,并且吖啶橙染色和激活型 caspase 3 荧光染色的阳性信号均非常显著。SNX13 敲除的新生大鼠心肌细胞 DNA ladder 实验结果和流式细胞仪分选结果均提示发生了明显凋亡。

（4）Caspasc 3 和 8 的抑制剂能显著改善 SNX13 敲除斑马鱼的吖啶橙染色阳性和心功能异常效应,caspase 9 的效果不明显。SNX13 敲除心肌细胞的激活型 caspase 8 和 3 的表达水平均上升,而 Bcl - 2 家族蛋白未见明显转位。

（5）心衰样本和 SNX13 敲除心肌细胞中 ARC 的蛋白水平均显著下调,mRNA 水平无差异。溶酶体抑制剂和 LAMP1 基因敲除方式都能显著对抗 SNX13 敲除引起的 ARC 蛋白水平下调,但蛋白酶体抑制剂无效应,提示 SNX13 敲除促使 ARC 蛋白被溶酶体途径降解。同时,过表达 ARC 蛋白能纠正新生大鼠心肌细胞 SNX13 敲除引起的细胞凋亡和斑马鱼胚胎 SNX13 敲除引起的心功能异常。

（6）ARC 蛋白与 SNX13 之间相互作用。内源性 ARC 蛋白与 SNX13 和 EEA1 均有不同程度的共定位,同时,纯化的早期内小体组分中也能检测到一定表达水平的 ARC 蛋白。SNX13 敲除会促使 ARC 蛋白转位至溶酶体中。

（7）SNX13 的四个缺失突变体中,只有 PXA 的缺失突变体与 ARC 蛋白相互作用实验阴性。也只有 PXA 缺失突变体的过表达能发挥同 SNX13 敲除同样的效应,即促使 ARC 蛋白转位至溶酶体,下调 ARC 蛋白表达水平,激活前体 caspase 8。

本研究得出的结论：

（1）心衰心脏中 SNX13 的表达显著下调。

（2）SNX13 敲除后的斑马鱼胚胎发生了严重心功能异常，因为心肌细胞发生了外源性途径主导的凋亡。

（3）抑制凋亡途径能显著恢复 SNX13 敲除引起的心功能异常。

（4）SNX13 通过内小体途径调控抗凋亡分子 ARC 的转运，SNX13 缺失会促使 ARC 转运至溶酶体降解，诱发心肌细胞凋亡。过表达 ARC 能纠正 SNX13 引起的表型。

（5）SNX13 与 ARC 互作的关键结构域是 PXA 结构域。

英语缩写一览表

缩略语	英 语 全 称	中文全称
SNX	Sorting Nexin	分选蛋白
TAC	Transverse Aortic Constriction	主动脉缩窄术
PCR	Polymerase Chain Reaction	聚合酶链反应
ARC	Apoptosis Repressor with Caspase Recruitment Domain	Caspase 募集结构域的凋亡抑制因子
EEA1	Early Endosome Antigen 1	早期内小体 1 型抗原
HF	Heart Failure	心力衰竭
TGN	Trans-Golgi Network	反面高尔基体管网状结构
GAP	Guanosine Triphosphatease-activating Protein	三磷酸鸟嘌呤核苷酸激活蛋白
AO	Acridine Orange	吖啶橙
NRVMs	Neonatal Rat Ventricular Cardiomyocytes	新生大鼠心室肌细胞
PLD1	Phospholipase D1	磷脂酶 D1
EGFR	Epidermal Growth Factor Receptor	表皮生长因子受体
PAR I	Protease Activated Receptor 1	蛋白酶激活 I 型受体
IGF2R	Insulin-like Growth Factor 2 Receptor	胰岛素样 2 型生长因子受体
AP II	Adaptor Protein 2	II 型适配蛋白
LRP I	Low Density Lipoprotein Receptor-related Protein 1	I 型低密度脂蛋白受体相关蛋白

缩略语	英 语 全 称	中文全称
LDLR	Low density lipoprotein receptor	低密度脂蛋白受体
CASP	Cytohesin-associated scaffolding protein	细胞附着相关骨架蛋白
β2AR	β2 adrenergic receptor	Ⅱ型肾上腺素受体
GPCR	G protein - coupled receptors	G 蛋白偶联受体
TGF - β	Transforming growth factor-β	β 型转化生长因子
BACE1	Beta-secretase 1	1 型 β 分泌酶
Aβ	β - amyloid peptide	β 淀粉样肽
PDGF	Platelet-derived growth factor	血小板衍生因子
APP	Amyloid precursor protein	淀粉样前蛋白
PSGL - 1	P - selectin glycoprotein ligand - 1	P 选择素糖蛋白 1 型配体
SCV	Salmonella-containing Vacuole	含沙门菌的囊泡
FS	Fractional shortening	左室短轴缩短率
LVPWd	Left Ventricualr Posterior Wall (diastole)	左室舒张末期后壁厚度
LVIDs	Left Ventricular Internal Dimension (systole)	左室收缩末期直径
LVIDd	Left Ventricular Internal Dimension (diastole)	左室舒张末期直径
DIC	Differential interference contrast	基本差干涉对比
GFP	Green fluorescence protein	绿色荧光蛋白
TNNT2	Troponin T type 2	肌钙蛋白 T2
TUNEL	TdT-mediated dUTP Nick-End Labeling	末端脱氧核苷酸转移酶介导 dUTP 的 Nick 末端标记
FADD	Fas-associating protein with death domain	Fas 相关的死亡域蛋白
DISC	Death-inducing signaling complex	死亡诱导信号复合体
CO - IP	Co-Immunoprecipitation	免疫共沉淀
CFP	Cyan fluorescence protein	青色荧光蛋白
YFP	Yellow fluorescence protein	黄色荧光蛋白
FRET	Fluorescence resonance energy transfer	荧光能量共振转移
ISO	Isoproterenol	异丙肾上腺素

目 录

第1章
引 言

1.1 概 述

  心力衰竭(心衰),或者充血性心力衰竭,是各种心脏疾病的终末期阶段,心脏不能搏出足够的血液到全身各组织器官,以致灌注不足。临床表现出一系列的症状,如严重疲乏,呼吸困难,最终会发展为脏器衰竭而死。过去几十年人们一直在研究心衰的分子学细胞学机制,取得了很多进展,也因此找到了许多有效的治疗措施。但是慢性心力衰竭依旧是人类疾病和死亡的主要原因之一,又因为心衰随着年龄增长而发病率上升和全球老龄化加速,所以心衰是一个全球问题。在美国,成年人的心衰患病率为2.8%[1]。心衰的患病群体主要是老年人,60岁以上老年人中有10%的男性和8%的女性发生心衰,并且患病率随着年龄增长而上升。在美国每年的住院病人中,以心衰作为主要诊断的病人超过了300万,其在心衰治疗上直接或者间接的费用估计有392亿美元。得益于对心衰治疗的进步,过去30年中,心衰诊断后的生存率得到了改善,因心衰死亡的平均年龄也升高了。尽管如此,比较糟糕的是,患者心衰5年后的病死率将近50%,比许多癌症还高[2]。

心衰的发病机制学说,包括逐渐加重的血流动力学负荷、缺血缺氧相关的心肌功能失调、心室重构、过度的神经体液因素刺激、异常的心肌细胞钙循环、细胞外基质的过度增殖、心肌细胞凋亡加速及基因突变[2]。在心衰的心室重构即病理性的心肌肥大过程中,发生了一系列分子和细胞学重构,比如心肌细胞肥大而没有明显的增殖,致命基因的再度过表达,兴奋收缩偶联相关蛋白的异常表达,心肌细胞的能量代谢状态异常[3]。心肌细胞的这些细胞和分子水平的改变都因为细胞外基质的异常改变和心肌细胞的坏死或者凋亡。随着心衰进程,这些细胞分子水平的改变越来越显著。比如心衰进程中的细胞凋亡就是由一系列抗凋亡分子和促凋亡分子之间的平衡失调引起的,而这中间蛋白质的质控和降解调节机制对于自噬性细胞死亡和凋亡就非常重要[4]。

对细胞来说,调控蛋白表达的能力,以及对细胞膜蛋白的定位、转移、内吞、回收等的调控能力是细胞的生命力和活性的关键所在。以内小体为基础的一套囊泡转运系统调控着细胞内蛋白的命运,包括从高尔基体里推送新合成的蛋白到各自发挥功能的位置,调控细胞跨膜蛋白的内吞后的回收或者降解,以及一些营养因子的内吞。近 20 年来,人们对于哺乳动物细胞内环境的研究从未停歇,逐渐揭示了内小体系统对蛋白的转位调节和回收机制[5]。目前人们发现了内小体转位调控系统起着关键性作用的细胞机制,包括细胞的动力学[6]、细胞的分裂[7]、细胞间连接的调控[8]等。后来人们在心律失常的病理生理中,找到了心肌细胞内一系列影响离子通道的内吞和分选降解机制[9-12],以及在心衰发病机制中找到了影响 β 肾上腺素能受体的胞膜内吞及内小体系统内转位的机制[13]。

PX 结构域是内小体调控系统中发现的具有重要作用的结构域,它能选择性结合 PtdIns3P(PI3P),后者在哺乳动物负责蛋白转运的早期内小体上富集。因此含 PX 结构域的蛋白能特异性结合早期内小体,在内小体系统的核心区发挥重要作用,调控内吞蛋白的分选和降解。哺乳动物 Sorting nexin 家族就是一类含有 PX 结构域的蛋白,主要参与蛋白的内吞调控途径。目前人们已识别出 33 个 SNXs 成员。比如,SNX3 几乎只含有 PX 结构域的蛋白,它能选择性的结合到富集 PI3P 的早期内小体上。过表达 SNX3 会使早期内小体和晚期内小体结构肿胀,从而暂时储留内吞的膜蛋白不至于降解,而敲除 SNX3 后会抑制内吞膜蛋白的回收从而加速降解[14]。SNX3 的调控作用基本上就代表了 SNXs 家族成员在细胞里的生理功能。到目前为止,关于 SNXs 家族在人类疾病发病机制中的作用不断被揭示,但这些研究基本集中于阿尔兹海默病、炎症、肿瘤等疾病的讨论,关于 SNXs 与心衰发病机制的研究还未有报道。

本研究旨在从心衰样本中筛选出具有显著表达差异的 SNXs 蛋白,然后以 SNXs 家族的基本生理调控作用为基点,探索心衰中显著差异的 SNXs 蛋白的调控机制,并且再继续解析出该成员蛋白的关键结构域的作用,从而发现心力衰竭的一种新的病理生理机制,为心衰治疗提供新的思路。

1.2　Sorting nexins 家族与人类疾病

1.2.1　内小体

细胞膜表面受体、脂质膜结构或者细胞外液体的细胞内吞作用由各种各样的内吞转运通路共同调控着。在这一系列调控网络和结构中,早期内小体就被定义为第一批接受来自细胞膜的内陷物质的内吞系统结构,而且早期内小体拥有高度动态的结构,特别容易跟同型膜结构融合,这种特殊的性质也决定了早期内小体在内吞转运系统中的关键地位[15]。

如图 1-1 所示,早期内小体的主要功能就是对内陷的物质进行分选,决定了这些分子去往细胞内的不同目的地。仅仅内吞的前几分钟里,早期内小体内的各种内吞分子就会开始分道扬镳。大多数内吞的配体因此会被降解掉,但大多数内吞的受体蛋白还是会循环被送至细胞膜表面继续发挥功能[16]。

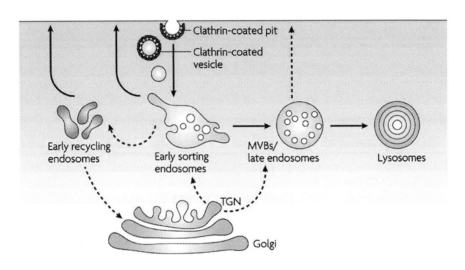

图 1-1 细胞内小体系统示意图[21](引自 Nat Rev Mol Cell Bio, 2007)

内小体上起关键调控作用的分子是 Ras 相关的结合蛋白,即 Rab蛋白。其中,早期内吞调控途径中,早期内小体上,最广泛研究的 Rab蛋白是 Rab5。Rab5 能调控胞膜上内吞物质进入早期内小体中,调控早期内小体上富集的脂质 PtdIns3P 的合成[17],调控动力蛋白和微管路径上早期内小体的融合[18]和动力[19]。早期内小体上还有一类蛋白是PI3P 激酶/hVPS34/p150(VPS34)蛋白,它是第一类招募到早期内小体上作为 Rab5 效应分子的蛋白,主要功能就是负责合成 PtdIns3P[17]。另外一类特异性位于早期内小体上的分子是早期内小体 1 型抗原(EEA1),也是具有特征性的 Rab5 的效应分子,因此常常用来标记早期内小体[20]。

早期内小体在内吞转运调控体系中其核心作用,对于内吞的胞膜分子进行分选,分选的结局主要是三种,一是送至溶酶体被降解,二是循环送至胞膜,三是送至 TGN(Trans-Golgi network)继续修饰合成。

1.2.2　PX 结构域

PX 结构域是 1996 年被发现的,当时只是为了通过数据库搜索 II 型 PI3K C2-γ 蛋白的 C 末端同源序列[22]。通过对酵母和哺乳动物的 PX 结构域的全面分析发现,它们都跟 PtdIns3P 有非常特异和明确的结合。如上所述,PI3P 几乎特异分布于早期内小体上,所以这种亲和力将绝大多数 PX 结构域的蛋白被招募到 PI3P 富集的早期内小体上发挥功能。当然,不得不指出的是,PI3P 在其他细胞器组分上也能找到,比如细胞膜上,主要由特殊的信号通路过程促使这种脂质的表达[23]。

PX 结构域的功能主要有三种:

(1) 靶向结合 PI3P 富集的膜结构。PX 结构域最主要也是研究最多的是靶向蛋白与 PI3P 富集的内体系统结合。有一些 PX 结构域蛋白,比如拥有 p40^{phox} 的蛋白和 SNX3,当分开各自表达的时候能非常有效的结合到 PI3P 富集的膜上[24]。而这种特性是依赖于 PI3K 的活化及残余的 PX 就足以与 PI3P 结合,并且都不需要 PX 的寡聚化。另外,大多数能优先与 PI3P 结合的 PX 结构域蛋白,在单独表达时,却表现出靶向不足或者比较弱的与内小体膜结构结合[25]。

(2) 介导蛋白相互作用。PX 结构域也会参与蛋白与蛋白的相互作用。比如,许多 PX 结构域蛋白都有 Pro-rich PXXP 单位,因此就可能与 SH3 结构域相互作用。

(3) 激活含 PX 结构域的蛋白。PX 结构域也能调控自身宿主蛋白的活性。比如磷脂酶 D1(PLD1)的 PX 结构域能与 PtdIns(3,4,5)P3 结合,激活 PLD1 的酶活性[26]。

1.2.3　Sorting nexins 家族

Sorting nexins(SNXs)家族就是一类典型的含有 PX 结构域的蛋白家族,同时 PX 结构域也是 SNXs 家族的标志,因此 SNXs 蛋白能靶向结合富集 PI3P 的早期内小体结构上,从而在细胞膜转位方面具有重要的调控功能。SNX1 是该家族中第一个被报道的成员,它是在通过酵母双杂交实验解析表皮生长因子受体(EGFR)胞内段的结合蛋白时被发现的[27]。随后,基于数据库的搜索发现了更多含有 PX 结构域的蛋白,到目前,已经有33 条哺乳动物 SNXs 被命名。尽管其中一些 SNXs 已经被证实具有膜转运调控功能,但大多数的 SNXs 成员功能阐述仍然还不详尽。

1.2.3.1　SNXs 蛋白归类

SNXs 结合脂质的能力是由 PX 结构域的保守氨基酸序列介导的,也存在于大多数 SNXs 蛋白,即 Arg-Arg-(Tyr/Phe)-Ser-(Asp/Glu)-Phe 氨基酸序列。序列中的第二个 Arg 确保了 SNXs 蛋白与 PI3P 的广泛结合[28]。当突变 SNX3 或者 SNX1 的 PX 结构域的 Arg 为其他氨基酸后,这两个 SNXs 的脂质结合与内小体定位能力都丧失了,这也证实了这些保守氨基酸序列的重要性[14,29]。

基于不同 SNXs 所含结构域的差异性,我们把 SNXs 家族蛋白的 33个成员分为五大类。在这里,按照文献内容[30],对所有已知哺乳动物的 SNXs 家族成员进行了简单归类,如图 1-2 所示。第一大类 SNXs 含有 BAR 结构域,即 PX-BAR 蛋白成员,包括 SNX1、SNX2、SNX4、SNX5、SNX6、SNX7、SNX8、SNX9、SNX18、SNX30、SNX32 以及 SNX33。第二大类含有 FERM 结构域,即 PX-FERM 蛋白成员,包括 SNX17、SNX27 和 SNX31。第三大类 SNXs 含有 PXA 或 RGS 结构域,即

PXA‑PX‑RGS‑PXC 蛋白系列，包括 SNX13、SNX14、SNX19 以及 SNX25。第四大类 SNXs 即只含有 PX 结构域的家族成员，因其含有其他微小序列的差异，而被命名为 SNX3、SNX10、SNX11、SNX12、SNX22 以及 SNX24。第五大类即除上述成员之外的 SNXs，这些 SNXs 除了含 PX 结构域以外，还含有其他一些特殊功能或者未知功能的结构域。

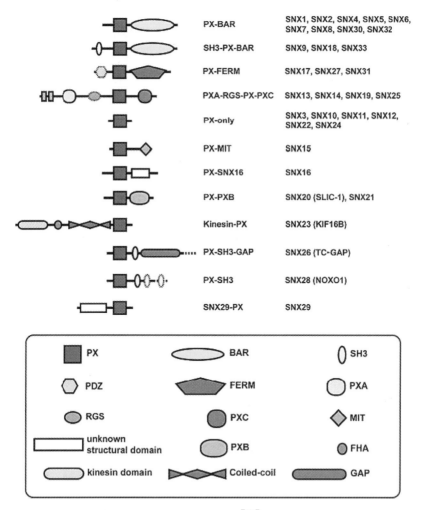

图 1‑2　人 SNXs 家族蛋白结构示意图[30]（引自 Biochem J，2012）

1.2.3.2 PX－BAR 类 SNXs

PX－BAR 分子分选蛋白的作用主要依赖于 BAR 结构域的膜重塑和膜敏感等特性,同时也是这些特性促使管状膜的形成,并优先与弯曲膜结构域相互作用[31]。体现这些特性的最好例子就是 SNX1 促使内小体转运管道的形成[32],以及在网格蛋白包被囊泡形成过程中 SNX9 促使细胞膜变形[33]。PX－BAR 蛋白一共有 12 个 SNXs 成员,过去几年解析单个 PX－BAR 蛋白功能的时候却发现,膜管化的过程中,它们往往能形成同种或者异种二聚体,以及高度有序的寡聚化复合物。

PX－BAR 类分子之间往往功能交叉,最代表性的例子就是在跨膜蛋白从内小体到 TGN 网络回收转运的过程中,一些 PX－BAR 蛋白与 retromer 蛋白复合物相互协同作用。Retromer 是个异构体复合物,由 Vps35,Vps29 和 Vps26 组成。Retromer 参与了膜分子装载进管状膜的过程,而这个管状膜正是由 SNX1,SNX2,SNX5 和 SNX6 这几个 PX－BAR 分子包被的[34-37]。SNX1 和 SNX2 具有功能同源性,比如在对志贺毒素的内小体转运工程中,两者双敲引起的蛋白转运缺陷远大于其中之一敲除带来的效应[38]。当然,SNX1 和 SNX2 也具有独立的功能,比如它们两者对激活的 EGFR 或蛋白酶激活受体 1(PAR1)的差异调控[39, 40]。不过,证明 SNX1 与 SNX2 功能交叉最有力的证据就是只有双敲两者的老鼠才会出现致死表型,而单敲其中之一无效,说明了 SNX1 和 SNX2 具有功能代偿[41]。

除了 SNX1 和 SNX2,PX－BAR 分子中功能重叠的还有高度相似的 SNX5 和 SNX6 之间,以及都具有内吞调控 SH3 结构域的 SNX9、SNX18 和 SNX33 之间。SNX5 和 SNX6 同源性很高,比如在调控 CI－MPR 受体从内小体到高尔基体的转运过程中功能非常相似,另外它们往往还和 SNX1 形成异构体复合物[42,43]。

SNX9,在网格蛋白介导的内吞进程中发挥了极其重要的作用,包括调控内吞囊泡形成中膜内陷颈口的缩小重塑作用,同时也作为分子铰链集合了一系列膜囊泡内陷所需的部件分子,比如动力蛋白(dynamin)、2 型适配蛋白复合物(AP2)、网格蛋白,以及肌丝骨架等[44]。而 SNX18 和 SNX33 与 SNX9 功能既有相似,也有着各自独特的细胞内定位分布[45,46]。

最近研究显示,SNX8 尽管也含有 BAR 结构域,参与到内小体与 TGN 网络的转运调控中,但其与 retromer 复合物相关的 SNXs 同源性却很低[47]。另外一组 SNX - BAR 分子具有高度保守性,为 SNX4、SNX7 和 SNX30,它们在哺乳动物细胞内参与调控内吞分子回收至细胞膜表面的过程。比如,转铁蛋白受体的快速循环上膜这一进程就受到了它们的调控[48]。

1.2.3.3 PX - FERM 类 SNXs

PX - FERM 分子包括 SNX17,SNX27 和 SNX31,它们在膜蛋白转运上的调控机制是 SNXs 家族功能发挥很好的例子,同时它们 C 末端都具有这一保守性较好的 FERM 结构域[49]。SNX27 另外在 N 末端有一个关键性的功能域,即 PDZ 结构域。

SNX17 的功能研究,主要集中在内小体系统中对跨膜货物蛋白的细胞内转运的调控上,细胞定位明显受到 SNX17 调控的蛋白,有 Ⅰ 型低密度脂蛋白受体相关蛋白(LRP1)、低密度脂蛋白受体(LDLR)、P - selectin(P 选择素)[53]、淀粉样前蛋白(APP)[54],以及整合素 integrin 受体[55, 56]等等。SNX17 能增强膜上分子的内陷,并且阻止它们定位异常或者被溶酶体降解,比如 SNX17 与 P - selectin 共定位于早期内小体,阻碍后者转运至晚期内小体甚至溶酶体中降解[53]。有趣的是,除了调节跨膜蛋白的胞内转运,SNX17 还能与胞浆蛋白 Krit1 相互作用[57]。SNX33 与 SNX17 的结构极相似,最近有研究表明,SNX33 能结合并调控 WASp(Wiskott-Aldrich 综合征蛋白),而后者正是骨架蛋白 actin 多聚化和维持细胞形态的重要参与分子[45]。

SNX27 是 PDZ - PX - FERM 分子,其 FERM 结构域表明其具有 NPxY

结构的结合能力，有研究也证实，SNX27 能直接参与内小体系统分选具有 NPxY 结构的膜蛋白[49]。SNX27 同时也有其独特的功能结构域——PDZ 结构域。SNX27 在脑组织高表达，多巴胺受体激活时它会表达上调，因此对 SNX27 在神经系统的功能研究比较多，其功能往往非常关键[58]。比如，第一个鉴定出来与 SNX27 结合的是五羟色胺 4 型受体(5－HT4R)[59]，其他还有与 SNX27 的 PDZ 结构域结合的细胞附着相关铰链蛋白(CASP)[60]、Kir3 通道蛋白[61-63]、NR2C 配体门控离子通道蛋白[64]、β－2 型肾上腺素受体 (β－2AR)[65]、葡萄糖代谢相关受体[66,67]，以及突触 AMPA 受体[68]。

1.2.3.4 PXA－RGS－PX－PXC 类 SNXs

这一类分子有四个成员，分别是 SNX13、SNX14、SNX19 以及 SNX25，如图 1－3。其中功能研究比较明确的结构域是 RGS 结构域，后者具有调控

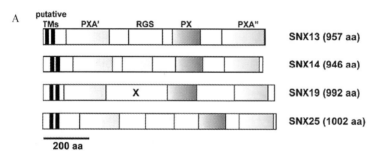

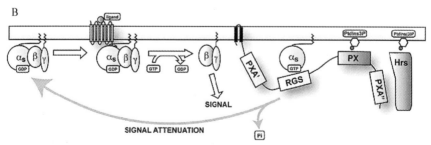

图 1－3 PXA－RGS－PX－PXC 蛋白的结构和相互作用

图 A 是四个 SNXs 的结构简单示意图；图 B 是 SNX13 在 G 蛋白受体信号通路中的功能模式图。SNX13 通过 RGS 结构域作用于 Gαs(引自 Biochem J, 2012)

G 蛋白受体信号通路的功能，除了 SNX19 外其他三个都具有这一特征结构域。而 PXA 和 PXC 结构域目前还未有明确的报道证实其功能所在。

SNX13，最早被命名为 RGS-PX1，具有双重调控作用。一方面因为 RGS 结构域，SNX13 发挥着 G 蛋白信号相关蛋白的作用，能调控 G 蛋白受体亚单位 Gαs，因此 SNX13 也是 RGS 蛋白家族的成员之一，作用于 GPCR 介导的信号通路[69-72]。SNX13 的全长克隆既能高亲和力地结合 Gαs 又能促进 GTP 酶的活性，从而减弱 Gαs 介导的信号[72]。另一方面，SNX13 的 PX 结构域也能结合 PI3P，定位于早期内小体上，调控 EGFR 的溶酶体降解[72]。此外，SNX13 全敲的小鼠胚胎致死，内胚层细胞表现出明显的内小体形态紊乱，这也充分证明了 SNX13 在蛋白转运方面的重要性[69]。

SNX14 与 SNX13 的结构相似，但其 RGS 结构域并不能作用于 G 蛋白受体 Gαs 的信号通路，却能抑制 5-HT6R 受体介导的信号通路，并且还能调控 5-HT6R 受体的内吞和降解[73]。SNX14 也是高表达脑组织，其缺失和突变能导致智力发育障碍综合征[74]和突触传递障碍[75]。SNX25 能通过内小体分选 TGF-β 受体来调节 TGF-β 信号通路[76]。

1.2.3.5　仅含 PX 的 SNXs

这类 SNXs 只含有唯一的功能结构域即 PX 结构域，包括 SNX3、SNX10、SNX11、SNX12、SNX22，以及 SNX24，它们之间的差别就在于一些其他微小序列。SNX3 是其中最具代表性的 SNXs，其 PX 结构域能结合 PI3P，促使 SNX3 与早期内小体作用[14]，以及多囊泡结构体作用[77]，因为过表达 SNX3 会影响早期内小体的形态[14]，同时其自身对于细胞内多腔多囊泡结构体也有着关键作用[77]。另外，过表达 SNX10 后，细胞内也会出现巨大的空泡，这种空泡的形成同时也破坏了高尔基体的功能[78]。而 SNX11 被发现具有延长的 PX 结构域，称作 PXe 结构域,它的存在正好能关键性抑制 SNX10 诱发的空泡化[79]。

SNX12 高表达于神经元中,而不在胶质细胞表达,同时 SNX12 敲除后神经元的生长分化延缓[80]。另外,SNX12 还调控着 1 型 β 分泌酶(BACE1)酶的内吞过程,从而影响 β 淀粉样肽(Aβ)的产生[81]。

1.2.3.6 其他类 SNXs

SNX15 除了 PX 结构域还含有 C 末端的 MIT 结构域。有趣的是SNX15 仅仅通过自身的 PX 结构域参与 SNX1、SNX2 和 SNX4 的多聚化,并且作用于血小板衍生因子(PDGF)受体[82]。但是关于 MIT 结构域在 SNX15 的具体功能却还未有阐述。SNX16 除了 PX 结构域以外,其 C 末端的折叠可能还形成了具有特定功能的结构域。SNX16 也能调控 EGFR 的转运[83],但最近有趣的研究发现,SNX16 却是作为 PI3P 的效应分子,能够抑制晚期内小体内的病毒 RNA 输出到胞浆中[84]。

SNX23 也称 KIF16B、驱动蛋白 16B,是驱动蛋白超级家族蛋白的成员之一,含有驱动蛋白相关的 FHA 结构域和卷曲寡聚化的结构域[85]。KIFs 是微管绑定动力蛋白,能转运众多的细胞器、蛋白复合体以及 RNA[86]。而 KIF16B 能结合 PI3P 富集的内小体,调控着这些内小体细胞器的细胞内定位,同时也调控着受体的膜循环[85]。

1.2.4 Sorting nexins 家族与人类疾病

1.2.4.1 SNXs 与阿尔茨海默病

阿尔茨海默病往往是由于病理性 Aβ 淀粉肽的堆积引起的。Aβ 是APP 的降解产物,堆积后具有毒性,正常生理状态下主要在细胞器内被降解。Aβ 在细胞内的动态平衡主要依赖于 APP 的转位,分泌素酶的转位,以及神经元细胞的细胞器中 Aβ 与其他分子的相互作用程度。近年来大量的研究显示,许多 SNXs 和 retromer 复合物都关键性的调控这

APP 和分泌素酶的转位,调控着 Aβ 淀粉肽的细胞内毒性蓄积,简单示意图如图 1-4 所示。

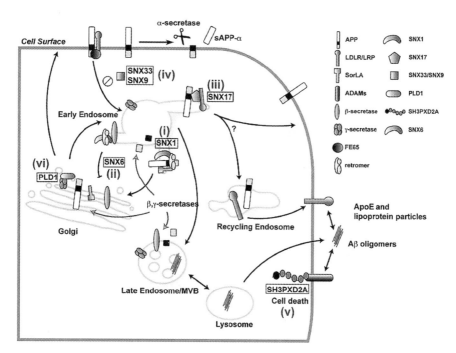

图 1-4　阿尔茨海默病的发病机制,SNXs 调控 APP 等的转位
　　　　以及 Aβ 的蓄积[30,90,91]（引自 Biochem J,2012）

SNX1、SNX2、SNX5 和 SNX6 组成的 retromer 复合物,在早期内小体层面能调控多种内吞蛋白的转运,有可能就调控 APP 的转运和降解,从而减少了 Aβ 的产生。SNX6 对于 BACE1 的细胞内转位和 APP 的降解起着重要的作用[87]。因为 SNX6 能与 β 分泌素酶形成复合物,缺失 SNX6 导致后者的异常转位,从而增加了细胞内 β 分泌素酶的水平以及 Aβ 的产生增多。SNX17 在神经元中高表达,直接调控 APP 从内小体到膜上的循环过程[51,54]。除此之外,SNX17 因为还调控着 LRP1 的内小体与膜的转位循环,而 LRP1 却能够与 FE65 相互作用来参与 APP 蛋白的运输[51,88]。由此可见,SNX17 对于 APP 的调控既有直接作用,又

有间接作用。SNX33 和 SNX9 也能调控 APP 的内陷[89]。过表达 SNX33 或者 SNX9 之后,细胞会释放大量的可溶 APP 到细胞间隙,这种现象与发动蛋白 dynamin 异常带来的效应相似。而 SNX33 却能够通过其 SH3 结构域结合 dynamin,它自身当然也能够抑制 APP 的内陷。因此,SH3 - PX - BAR 蛋白就能够影响分泌素酶和 Aβ 产量的平衡。

由此可见,详细了解 SNXs 家族对 APP 和分泌素酶的调控机制,对于研究 Aβ 的细胞内平衡和阿尔茨海默病的机制有着非常重要的意义。

1.2.4.2 SNXs 与炎症

炎症反应刺激下,SNX17 与 SNX20 在血细胞中的作用往往互相补偿。验证反应时,血小板与内皮细胞相互作用,从而白细胞黏附和溢出血管壁。而巨噬细胞在炎症处释放的细胞因子等诱使白细胞转移过去发挥作用,而这种迁移需要 selectin 等分子。SNXs 家族蛋白在炎症中的作用主要体现在两方面,SNX17 对于内皮细胞和血小板的 P - selectin 的调控[92-94],以及 SNX20 对白细胞 P 选择素糖蛋白 1 型配体(PSGL - 1)的调控[95]。其中,SNX17 的过表达会增强 P - selectin 的内吞,并且延缓 P - selectin 的溶酶体降解[92-94]。而 SNX20 结合于 PSGL - 1 的胞内段,过量的 SNX20 导致 PSGL - 1 从细胞膜上进入内小体中潴留[95]。

1.2.4.3 SNXs 与癌症

SNX1 被认为是一个具有明显作用的肿瘤抑制因子。有研究发现,结直肠肿瘤细胞中 SNX1 的表达明显下调,同时抑制 SNX1 的表达后细胞的增殖率明显上调,凋亡减少[96]。另外,SNX1 的敲除还会导致 EGFR 的磷酸化增加,继而激活下游 ERK 信号通路,这也就促进了肿瘤细胞的发生和增殖。此外,结直肠肿瘤中发现 miR - 95 的表达上调,而这种小 RNA 的靶基因正是 SNX1[97]。因此,进一步解释了 SNX1 下调与结直肠肿瘤的关系。

1.2.4.4 SNXs 与病原体感染

近年来,内吞系统的调控在病原体侵袭和感染过程中的作用逐渐被大家关注。比如沙门菌的细胞侵袭基本依赖于 SNXs 蛋白的作用。细菌侵袭进入细胞时,SNX1 会快速移动到侵入点,形成很长的管状膜结构,这种结构在沙门菌囊泡(SCV)成熟的过程中介导了细胞膜的收缩极性。当敲除 SNX1 后,SCV 进入细胞就会受到明显的阻碍[98]。后续又有研究发现,SNX3 也具有同样类似重要的作用[99],因为 SNX3 也会聚集到 SCV处,SNX3 的敲除同样引起 SCV 的成熟障碍。尽管 SNX3 招募到 SCV 处是后于 SNX1,但是 SNX3 却是依赖于 SNX1 才能聚集过去。

SCV 的产生需要细菌分泌的酶促使 PI3P 的生成,尤其是在 SCV早期形成阶段。而 PI3P 也正是内小体系统调控的关键脂质分子,因此可以推测,还有更多的 SNXs 参与到细菌的侵袭过程中。最近有发现,SNX15 也会招募到早期的 SCVs 上[99]。此外,SNX1、SNX6、SNX9 和SNX33,都证实参与到噬菌作用下凋亡细胞的内吞过程中,以及将内吞物传输至降解细胞器[100-102]。

1.2.5 本章小结

Sorting nexins 家族参与到众多的生理机制和病理机制中,弄清楚这一系列的具体调控机理,对于人们更进一步了解疾病带来了无限的希望。同时,自从囊泡转运的研究在 2013 年被授予诺贝尔奖后,细胞内物流系统和转运调控机制必将成为将来研究的热门之一。SNXs 家族的作用在内小体转运系统中处于关键而又核心的地位,但是又因为它们各自具有自己特征性的结构域还未完全解释,所以,SNXs 家族在人的各个系统中的作用及在不同疾病中的调控机制仍然需要我们努力去解释。

第2章

SNX13 与心力衰竭的关系

尽管针对心脏功能紊乱的治疗已经有了很大的进步,但是心力衰竭(心衰)却是一个例外,心衰的发病率在不断增加,生存预后未见有明显提高。对心衰机制的研究几十年来从未停止,到目前已经有多条病理生理机制可以很好地解释心衰,也为临床心衰的治疗提供方向。这些机制包括逐渐加重的血流动力学负荷、缺血缺氧相关的心肌功能失调、心室重构、过度的神经体液因素刺激、异常的心肌细胞钙循环、细胞外基质的过度增殖、心肌细胞凋亡加速,以及基因突变。关于特定分子在心衰心肌细胞中信号介导或者信号重塑的研究报道却不多。

对于受体等膜蛋白的研究,以前都集中在受体的降解环节,自从细胞囊泡转运被发现以后,膜蛋白的胞吞调控机制逐渐被大家重视。心肌细胞膜蛋白的稳态与质量,包括心肌细胞膜蛋白的内吞、分选、转运、回收以及降解,对于心肌细胞的生理功能非常关键。有一类含有PX结构域的蛋白被命名为 Sorting nexins 家族,共有 33 个成员,能够特异性结合于早期内小体上,主要负责膜蛋白的分选识别。不同的SNXs家族蛋白,其分选机制或者信号调控机制往往不同,目前关于SNXs家族蛋白的功能研究,比较多的是阿尔兹海默病、退行性骨化病等的发病机制中,却还没有相关报道分析心肌细胞或者是心衰发病机制中 SNXs 家族的功能。

因此,要研究 SNXs 在心衰发病机制中的作用,需要先从心衰样本中找到变化显著的 SNXs 家族成员,然后以某一个或者一类蛋白为基础,去解释其可能的心肌细胞生理功能调控机制。

2.1　材料和仪器

2.1.1　临床病例标本

本实验所用的 5 例慢性心力衰竭的心肌组织标本,均取材于 2005 年到 2007 年间进行心脏移植的病人,并且取得了病人或家属的同意,符合赫尔辛基宣言的伦理学要求。5 例病人的临床资料,见表 2-1。另外 3 例正常心脏组织来源于多器官捐献者。所有标本均取材左心室心尖部的心肌组织,取样后立即放于液氮,并转移至-80℃冰箱中长期保存。

表 2-1　心力衰竭病人的临床资料

住院号	性别	年龄	心率	左室 EF（%）	FS（%）	LVPW（mm）	LVDs（mm）	LVDd（mm）	诊　　断
0767023	男	58	95	40.3	21	10	73	92	扩心病,永久性房颤
0537632	男	55	70	36.3	18	9	55	67	扩心病
0544158	男	43	90	29.6	15	8	76	89	扩心病,永久性房颤
0525055	男	57	95	41.7	21	9	56	71	扩心病,阵发性房颤
0505021	女	51	80	42.0	8	7.6	39	52	扩心病

2.1.2　实验动物

本实验所用小鼠均为雄性 C57BL/6J 小鼠,购自上海实验动物研究中心。

2.1.3 主要试剂

水合氯醛(国药集团化学试剂有限公司)	NuPAGE® LDS Sample Buffer（样品缓冲液）(Invitrogen 公司)
Trizol 试剂(Sigma - Aldrich 公司)	NuPAGE® MOPS SDS Running Buffer（电泳缓冲液）(Invitrogen 公司)
氯仿(国药集团化学试剂有限公司)	NuPAGE® Transfer Buffer（转膜缓冲液）(Invitrogen 公司)
异丙醇(国药集团化学试剂有限公司)	蛋白分子量 marker(Thermo 公司)
75%酒精(国药集团化学试剂有限公司)	丽春红染色液(碧云天生物技术研究所)
逆转录试剂盒(Takara 公司)	BCA 蛋白浓度测定试剂盒(碧云天生物技术研究所)
实时荧光定量 PCR 试剂盒(Takara 公司)	Tween - 20(Sigma - Aldrich 公司)
RIPA(中)裂解液(碧云天生物技术研究所)	多克隆 SNX13 抗体（ABGENT 公司）
Protease Inhibitor Cocktail(Roche 公司)	单克隆 GAPDH 抗体(碧云天生物技术研究所)
NuPAGE® 4%～12% Bis Tris Gel 1.5 mm（预制胶）(Invitrogen 公司)	抗兔二抗(WB 用)(Santa Cruz 公司)
NuPAGE® Sample Reducing Agent（还原剂）(Invitrogen 公司)	抗鼠二抗(WB 用)(CST 公司)

2.1.4 主要仪器

分析天平(上海惊天电子仪器有限公司)	显影仪(Oddesy 公司)
小动物超声仪(飞利浦公司)	7900 荧光定量 PCR 仪(ABI 公司)
蛋白电泳仪(Invitrogen 公司)	普通 96 孔 PCR 仪(ABI 公司)
蛋白转膜仪(Bio-Rad 公司)	

2.1.5　PCR 引物序列

Gene name	Forward Primer	Reverse Primer
h-SNX1	AAGCACTCTCAGAATGGCTTC	CGGCCCTCCGTTTTTCAAG
h-SNX2	GGGAAGCCCACCGACTTTG	GGCCATTGGAGTTTGCACTAATA
h-SNX3	CCAAGCCGCAGAACCTGAAT	GACCCTGATTTCGTAAGTGGTG
h-SNX4	TCCTAACAGACTCACTATGGCG	GGTGGCACAACAATATGTGGAT
h-SNX5	CAGAGCCCAGAGTTTTCTGTTAC	CCCAGCATAGTCTGTTGTTTCA
h-SNX6	TTTCTTTGAGCACGAACGAACA	GACCTAGACCTTCGATACAGGAG
h-SNX7	AAAGCGGATGTCTGGACTCTC	TTGTTTCCATCTCTCCCAATCTG
h-SNX8	GCATGTGGAGTATGAGGTTTCC	ACGAAGTCATTGTACCGTCTGTA
h-SNX9	ACACAAACACTCCCAACAACT	CGTGCCAGGTTTCGCAAATC
h-SNX10	GCTTTCAGATAGCAGCCTTCA	ACACACGCCTCAATGTCTTCT
h-SNX11	GAAGCGACGACAAGGTCTG	AGCATATCGAAGAATGGCATCAG
h-SNX12	AGGACCTGACCGACGCTTA	GCAGGACTCCTTTAGCTTGAAGA
h-SNX13	AGGTTTGCCGTGATCTAGTGT	CCTGACAAAGTATCGCATGATCT
h-SNX14	GCACACCTAATACTCCCCGAA	CAGACCAATGTTCAGGCTCGT
h-SNX15	ACACCGAGTACAAAGTAACCGC	AGGCTTCAAACCGGCCAAA
h-SNX16	TTCCAGGTTTTCGACTAGCAC	AGGCAGTTAGCAATGTCCTTG
h-SNX17	TGAGCTGCCTTATGTGTCTGT	CCGGTTCTCCATGACATCGT
h-SNX18	TGAGCCGCAACCTCAATCG	GTCCTTCACGAAGCCTGACG
h-SNX19	AGCTGGATCGAGCTGTCAC	GCACCACTAGCAATGCCGA
h-SNX20	ACCTGACGGGCACTTAGACA	AGAGCAGTTTGACGTGCTTCC
h-SNX21	GGCTGCGCCGGAATTTTAC	CAGGTGACCCAAAAACTGCTC
h-SNX22	CCTGTCCTGAGCTTCCATGT	GGCTGGGCTTTATCTGGGC
h-SNX23	TCCCAAAGAAGGCCCTTATGT	GCGGTGGTCCGGTTGATATT
h-SNX24	TAAATGTGCGACACTTGCCCT	GGGACAGTTTGCTTGACTCTT

Gene name	Forward Primer	Reverse Primer
h－SNX25	CTGCACCACAGACTGAGTCAC	TGCAACACAAAAGGTCTTGGC
h－SNX26	CTCAGGCGTGTCTTCCAACAT	ACTGTCAAACTCGTGCCGAA
h－SNX27	AGTGACGACTCGTTGGGACA	TGTATCTGGGGACCGATATGG
h－SNX28	TGGAAACCTATTCTCGGAGGC	GGTGCGAAGAAGCCAGTGAT
h－SNX29	AACGTCCGAAGACCAGAGTTT	CAGCGCCCGGTTTGATATTTC
h－SNX30	CTGTTCGTCGAAGATACCAGGA	TGAAAAACGATCCACAACACCT
h－SNX31	GGGCAAGCTCTCTGTTGTGAA	TTCGGAGTCCAACCTTACAGT
h－SNX32	ACAGCTCCTTACAGGTGGAGA	CGCTCACTCACTGCGTCAG
h－SNX33	GCCCTCTATGACTTTCACAGTG	CCATCCAGTGAGGTCTCGCTA
h－GAPDH	AGAAGGCTGGGGCTCATTTG	AGGGGCCATCCACAGTCTTC

2.2　实验方法

2.2.1　组织 RNA 提取

1. 各取左心室心尖部心肌组织 30 mg,在 1.5 ml EP 管里将组织剪切成小块,加入 1 ml Trizol,在冰上用匀浆器匀浆。

2. 冰上静置 5 min,充分裂解组织。

3. 各自加入 0.2 ml 氯仿,涡旋震荡 45 s,室温静置 2 min 分层。

4. 12 000 g,4℃离心 15 min,吸取上层分层至新管。

5. 每管各加 0.5 ml 异丙醇,颠倒混匀 5 次后室温静置 10 min。

6. 12 000 g 4℃离心 15 min,可见白色 RNA 沉淀,去上清,各自加入 1 ml 75％的乙醇,颠倒混匀。

7. 7 500 g 4℃离心 5 min。吸尽上清。超净台自然吹干后各自加入 50 μl DEPC 水溶解,用 Nanodrop 仪测量 RNA 浓度,－80℃冰箱中保存。

2.2.2　RNA 逆转录

本实验采用 Takara 公司的逆转录试剂盒,按照试剂盒说明书完成。

1. 按下列组分配制逆转录反应液(冰上操作)

试　　　剂	使 用 量
5×PrimeScript® RT Master Mix	2 μl
RNA	500 ng
DEPC 水	加到 10 μl 体系

2. 逆转录反应在普通 96 孔 PCR 仪上进行。逆转录反应条件如下:
37℃ 15 min;85℃ 5 s。

3. 稀释逆转录后的 cDNA 30 倍,使浓度为 40 ng/μl。

2.2.3　定量 PCR

定量 PCR 是在逆转录反应后,以 cDNA 为模板,采用定量 PCR 试剂盒进行。

(1) 按下列组分配制 PCR 反应液(冰上操作)

试　　　剂	使 用 量
SYBR® Premix Ex Taq™ II (2x)	10 μl
PCR Forward Primer (10 μM)	0.8 μl
PCR Reverse Primer (10 μM)	0.8 μl
ROX Reference Dye (50x)	0.4 μl
cDNA 溶液	2 μl
dH$_2$O	6 μl
体系总量	20 μl

(2) 每个样重复三次,加样至 384 孔 PCR 板。按照下面的两步法扩增标准程序,在 7900 定量 PCR 仪上进行 PCR 反应:

Stage 1：预变性，重复次数 1，95℃ 30 s；

Stage 2：PCR 反应，重复次数 40，95℃ 5 s，60℃ 30 s。

（3）分析统计结果。

2.2.4 小鼠心衰模型的建立

我们采用主动脉弓处结扎缩窄术（transverse aortic constriction，TAC）来模拟后负荷致心肌肥厚的心力衰竭[103]。

1. 用天平对 C57 小鼠称重，采由水合氯醛（3％，0.1 ml/10 g）腹腔注射麻醉。将小鼠仰卧于手术板上，橡皮筋固定四肢和头部，用剃毛刀和脱毛膏除净小鼠胸口体毛。

2. 借助聚光灯照射，将呼吸机导气管经口咽送入小鼠大气管内，确认气管插管正确后，用胶布固定导气管。

3. 在小鼠胸骨左缘用剪刀纵向剪开 2 cm 皮肤，镊子钝性逐层分离肌肉血管，剪掉一根肋骨，暴露心脏。

4. 钝性分离心包膜，找到主动脉弓，在主动脉弓处垫一个 7 号针头（直径 0.7 mm），采用 6.0 手术缝线结扎主动脉弓和针头，迅速抽掉针头，主动脉缩窄即完成。

5. 轻轻擦拭血迹，逐层缝合肌肉皮肤。消毒。术后连续三天给予每只实验小鼠青霉素 20 万单位肌内注射。

6. 假手术组手术同 TAC 组大致一样，但暴露主动脉弓后不予结扎即刻缝合肌肉皮肤。

2.2.5 小动物心脏超声

TAC 术后 6 周，我们对手术组和假手术组小鼠行超声心动图检查。

对小鼠称重，由水合氯醛（3％，0.1 ml/10 g）腹腔注射麻醉。除净小鼠胸口体毛，将小鼠仰卧固定于小动物超声测量板上。测量板恒温

37℃。采用标准的左室长轴切面,观察心脏的形态及室壁运动幅度,并同时记录小鼠心脏的舒张期室间隔厚度(IVSd)、左室舒张末期直径(LVIDd)、左室舒张末期后壁厚度(LVPWd)以及收缩期室间隔厚度(IVSs)、左室收缩末期直径(LVIDs)、左室收缩末期后壁厚度(LVPWs),并且仪器自动计算射血分数(EF)以及左室缩短分数(FS)。以上测量值均取三个心动周期,取平均值。

2.2.6　Western Blot 免疫印迹

检测小鼠心肌组织的 SNX13 和 GAPDH 蛋白的表达量。

1. 心肌组织蛋白提取。各取左室心尖部组织 30 mg,置于1.5 ml EP 管内,加入 500 μl RIPA 裂解液(含蛋白酶抑制剂 Proteinase inhibitors),使用组织匀浆器在冰上匀浆组织。冰上静置 30 min 后,4℃ 12 000 x g 离心 10 min,吸取上清到另一1.5 ml EP 管中。

2. 测定蛋白浓度。按照BCA蛋白浓度测定试剂盒配置蛋白测定液和标准品,每个样本三次重复取平均值,用酶标仪读取吸光值。根据标准品的吸光值制定蛋白浓度/吸光值标准曲线,依次计算各样本的蛋白浓度。

3. 上样准备。以每个上样孔 50 μg 蛋白为标准,根据测定的蛋白浓度,加入适当上样缓冲液配平。95℃蛋白变性 5 min。

4. 蛋白电泳。组装电泳槽,除去制备胶包装小心固定在电泳槽中央,电泳槽内倒入电泳缓冲液以没过制备胶梳齿。小心拔除制备胶的梳齿,赶走齿孔内的气泡。小心加入蛋白 marker 和蛋白样品,200 V 电压电泳 50 min。

5. 转膜。电泳结束后,取出凝胶。取事先准备好的滤纸两张(制备胶大小左右),PVDF 膜 1 张(滤纸大小左右,用甲醇浸泡固定过),按照从上到下滤纸 1 张-PVDF 膜 1 张-凝胶-滤纸 1 张的顺序小心叠好,固定好放入电转槽内,加满转膜液,恒压 100 V 转膜 1 小时。

6. 封闭。转膜结束后,取出 PVDF 膜,用丽春红染色以确定转膜成功。根据蛋白 Marker 位置和目标蛋白分子量大小,剪裁适当大小的膜。用 TBST 液(TBS 溶液加入 20% Tween - 20)将丽春红染色液洗净,将膜浸泡在封闭液里,室温 30 min。

7. 一抗二抗。封闭结束后,分别用一抗 anti - SNX13(1∶1 000)和 anti - GAPDH(1∶1 000)孵育 PVDF 膜,4℃摇床上过夜。次日,回收相应的一抗,用 TBST 缓冲液清洗多余的一抗,共洗三次,每次在摇床上洗 5 min。然后用相应的二抗孵育 PVDF 膜,常温下摇床上孵育 1 h,孵育结束回收相应的二抗,再用 TBST 缓冲液清洗三次,方法同上。

8. 显影。用 Odyssey 显影仪曝光。

9. 定量。采用 Image J 软件对显色条带进行定量分析,以 GAPDH 内参作为参照,计算相应目标蛋白定量后的百分比。

2.2.7 统计学分析

所有数据分析均采用 mean±s. e. m 的方法进行。所有实验的标注中,N 代表样本数量,n 代表实验重复次数。组与组之间比较采用的统计学方法为非配对 t 检验或者单向方差分析。数据分析均在 graphpad 软件中操作,$P<0.05$ 表示差异显著,具有统计学意义。

2.3 结　果

2.3.1 人心力衰竭心肌组织中 SNX13 的 mRNA 水平显著下调

SNXs 家族作为一类细胞内分选蛋白,用于人类疾病的研究已经有很多报道,在这里,我们把研究目标聚焦到人终末期心脏疾病即慢性心力衰竭。为了寻找慢性心衰发生发展机制中关于 SNX 家族的潜在作用,我们选取 3 例正常人心脏组织和 5 例确诊为扩张型心肌病病人的心脏组织,检测他们全套 SNX 家族共 33 个成员的基因表达谱,mRNA 水平如图 2-1 所示。实验组心衰组织基因表达水平较之正常组升高的包括 SNX10、SNX16 等,而心衰组织基因表达水平下调的包括 SNX13、SNX23 等,但下调差异显著仅仅只有 SNX13,其 mRNA 表达水平如图 2-2 所示。

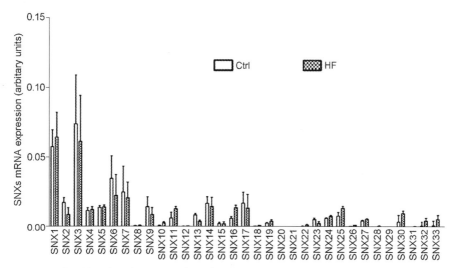

图 2-1　人慢性心衰心脏组织和正常心脏组织的 SNX 家族 33 个成员 mRNA 表达水平差异

其中心衰(HF)心脏组织例数 $N=5$,正常(Ctrl)心脏组织例数 $N=3$

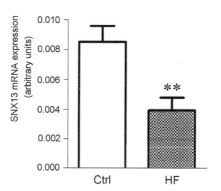

图 2-2　SNX13 在人慢性心衰心脏组织(HF)和正常心脏组织(Ctrl)中的 mRNA 水平差异

$**P<0.01$

2.3.2 人心力衰竭心肌组织中 SNX13 的蛋白水平显著下调

鉴于人心衰组织中 SNX13 的 mRNA 水平较正常组显著下降,我们提取了这些心脏组织的总蛋白,Western blot 实验检测 SNX13 蛋白水平的变化情况。如图 2 - 3 所示,SNX13 的蛋白水平在心衰心肌组织中明显下调。

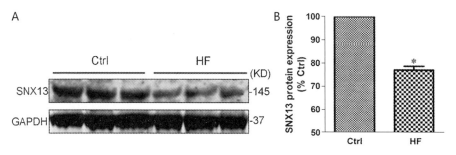

图 2 - 3　人正常心脏(Ctrl)和心衰心脏组织(HF)的 SNX13 蛋白表达差异

A 图为 western blot 条带,B 图为 western blot 结果的统计 * P<0.05

2.3.3 TAC 小鼠心肌组织中 SNX13 的表达水平显著下调

为了进一步明确 SNX13 与心力衰竭中的关系,我们对 C57 小鼠进行了主动脉缩窄术(TAC),用以模拟后负荷型慢性心力衰竭。术后 6 周,我们采用小动物超声检测了 TAC 手术组和假手术组大鼠的心脏功能,来判断心力衰竭模型建立是否成功。如图 2 - 4 所示,TAC 术后 6 周的小鼠较之假手术组,左室后壁厚度显著增厚,左室射血分数和左室收缩径显著降低,说明大鼠慢性心力衰竭模型建立成功。

接着,我们分别取上述小鼠的左室心尖部组织,检测它们的 SNX13 表达差异,包括 mRNA 水平和蛋白水平。如图 2 - 5 所示,TAC 小鼠心肌组织 SNX13 的表达量,无论 mRNA 水平还是蛋白水平,都明显低于假手术组。

综上所述,SNX13 与心衰的发生发展有着一定的联系。

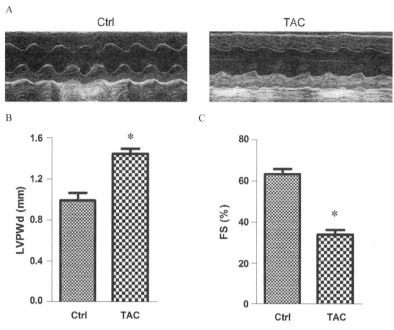

图 2 - 4　TAC 术后和假手术(Ctrl)术后 6 周小鼠的心脏功能

TAC 术组 $N=6$,假手术组(Ctrl)$N=5$。LVPWd 即舒张期左室后壁厚度,FS 即左室射血分数 $*P<0.05$

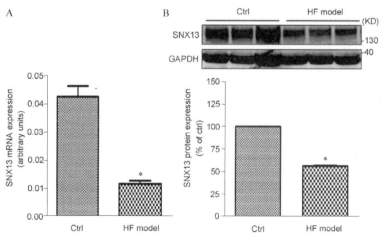

图 2 - 5　TAC 心衰(HF model)小鼠和假手术组(Ctrl)小鼠的 SNX13 的 mRNA 水平和蛋白水平的差异

A 为 SNX13 的 mRNA 水平差异,B 为 SNX13 的蛋白水平差异,其中 B 上图为 WB 的结果,B 下图为 WB 的统计数据 $*P<0.05$

2.4 讨　论

在本章内容中,我们在人的心衰终末期心脏和正常心脏样本中筛查 sorting nexins 家族(SNXs,即分选蛋白家族)33 个成员的 mRNA 表达峰度,发现了显著特异性 mRNA 水平下调并且蛋白水平也下调的 SNX13 成员,同时 TAC 心衰小鼠的心肌组织中也验证到了 mRNA 水平和蛋白水平均显著下调的 SNX13,这就为后续研究 SNX13 在心力衰竭机制中的作用奠定了基础。

心力衰竭是各种心脏疾病的终末期阶段,指由于心脏的收缩功能和(或)舒张功能障碍,不能将回心血量充分排出心脏,导致全身静脉血液淤积,动脉血液灌注不足,从而引起心脏循环障碍相关的症状。有研究统计发现,在美国,成年人的心衰患病率为 2.8%,65 岁以后的心衰发病率为 1%[1]。当然,心衰也是全球问题,心衰的 5 年生存率比大多数癌症还低,庞大的治疗费用也逐渐困扰着中低收入人群[104]。半个多世纪以来,人们一直在研究心衰的发病机制,为此也有几大公认的方向,包括血流动力学异常、心肌细胞外基质的大小形态厚度异常、肾性水盐潴留相关的体液因素、肾上腺素相关的神经因素、心肌细胞钙循环紊乱、心肌细胞凋亡和基因突变等等[105]。

目前已知,对于细胞膜蛋白的动态调控、转运、潴留及回收等的能力是否正常,对心肌细胞的生理功能和结构等起着关键性的作用。心肌细胞膜上的离子通道、受体等在发挥功能后必须经过细胞内吞效应,然后被特异性转运至膜下囊泡结构回收,或者被分选至降解。膜蛋白的内吞途径依赖于一系列动态的,功能特异的膜结构内小体,它们与细胞膜相互交流,由特异的辅助分子一起判定内吞蛋白的归宿,送至细胞溶酶体被酶解,或者送至内质网-高尔基网络重新活化修饰,直接送回细胞膜发挥功能[106,107]。

在哺乳动物细胞的内小体囊泡系统里,有一类具有 PX 结构域的蛋白分子,能够特异性结合到早期内小体上,辅助内小体来调控细胞内蛋白的转运,包括膜蛋白的内吞和转运等等[108]。其中,分选蛋白家族 SNXs 就是一群共同含有 PX 结构域的分子家族。不同的 SNXs 因其除 PX 结构域之外的其他特异结构域,发挥着不同的细胞内辅助蛋白转运的作用,因此参与到不同的离子通道调控或者信号通路受体的调控中[109]。近年来,关于 SNXs 在人类疾病发生发展中的重要作用逐渐被发现[110]。而在心肌细胞中这类具有分选转运功能的分子至今还未被阐述,包括在心衰的进程中。

因此,我们选用了心衰患者心肌组织的样本,用以明确 SNXs 这类含有 PX 结构域的家族是否参与到心力衰竭的进程中。心脏组织样本我们都是取自扩张性心肌病晚期需要心脏移植的患者,他们均为 50 岁左右,左室射血分数都显著降低,但不伴有明显的其他系统的疾病,这样选材的标准就排除了继发性的心力衰竭,更能真实反映原发性心脏疾病终末期进程中的病理生理过程。我们分析了心衰心肌组织和正常心肌组织的 33 个 SNXs 家族成员的 mRNA 表达谱,其中差异显著上调的包括 SNX10、SNX16 和 SNX19,而差异显著下调的只有 SNX13。我们知道,心衰是心肌重构的失代偿阶段,是众多具有重要生理功能的分子处于相对耗竭的阶段。在心肌重构的代偿阶段,心脏会一过性功能恢复,这得益于一些重要生理功能的分子一过性表达水平代偿性升高或者功能代偿性强化。但是,如果致恶化因素持续存在,上述分子耗竭,心脏功能就会直线下降,继而心力衰竭。鉴于此,相比上述 mRNA 表达谱中显著上调的 SNX10、SNX16 和 SNX19,在心衰中显著下调的 SNX13 其作用就可能会举足轻重。接着,我们验证了心衰患者心肌样本中 SNX13

的蛋白水平,结果与 mRNA 水平差异吻合,进而明确了 SNX13 在人类心衰心肌组织中或者人类心衰进程中的潜在重要作用。除此之外,为了进一步确定 SNX13 在心衰进程中的表达差异或者排除种属的特异性,我们选用哺乳动物小鼠经 TAC 手术制造心力衰竭模型。在射血分数显著降低并且左室后壁厚度显著增加的 TAC 小鼠心衰心肌组织中,我们再次重复并确定了 mRNA 水平和蛋白水平都显著下调的 SNX13。此时,我们可以得出结论,SNX13 与心力衰竭进程有一定的必然联系。

截至目前,我们已经鉴定出了 33 条 SNXs 家族成员,每个成员在疾病中的重要作用也逐渐被报道[110]。SNX13,也被称为 RGS - PX,由 Zheng Bin 等人首次报道,一方面通过 RGS 结构域影响 G 蛋白偶联信号通路效应,一方面由于包含 PX 结构域而参与囊泡转运[111]。紧接着 Zheng Bin 等人再次报道了 SNX13 的功能在小鼠的胚胎发育中必不可少[69]。但是,SNX13 在心脏中的功能并无人报道。鉴于 SNX13 蛋白含有 RGS 结构域,而 RGS 蛋白却能够影响 G 蛋白受体介导的信号通路来调控心血管系统功能[112],因此,SNX13 在心脏功能中确实有着潜在的功能。

到此,我们确定了 SNX13 与心衰的联系,判断出 SNX13 在心脏功能中有潜在作用。可是心衰的发病机制有众多,如血流动力学异常、神经体液调节异常、心肌细胞凋亡等等,那 SNX13 究竟是通过哪条途径影响或者参与到心衰的进程中呢?我们通过干预 SNX13 的表达,观察其表型,以明确 SNX13 参与的心衰病理生理过程。

第**3**章

SNX13 敲除引起心力衰竭的病理生理机制

在心力衰竭样本中我们筛检到了显著下调的 SNXs 家族蛋白 SNX13，证实了 SNX13 与心衰的发生之间有一定的联系。SNX13 蛋白含有四个结构域，其中 PX 结构域决定了 SNX13 作为 SNXs 家族成员的标志，使其结合于胞吞途径的核心环节早期内小体上，RGS 结构域能调控 G 蛋白受体信号通路。而心衰的病理机制众多，SNX13 的作用在庞大的心衰调控网络中究竟能占多少比重呢？要证明一个基因的功能，最经典的实验策略就是研究该基因敲除后的效应。

为了解释 SNX13 敲除引起心衰的病理生理机制，在本章内容里，我们从在体和体外两个层面去研究。我们选择斑马鱼作为我们的模型动物，因为已有报道发现 SNX13 敲除的小鼠胚胎致死[69]，另外斑马鱼发育快，产卵率高，特定基因敲除的技术已经很成熟并且方便，加上斑马鱼通体透明非常适用于心脏的观察，以及斑马鱼胚胎发育不完全依赖于心血管系统功能等优势。当斑马鱼在体层面出现表型后，我们继续在新生大鼠心肌细胞中探索 SNX13 的具体调控机制。

3.1 材料和仪器

3.1.1 实验动物

野生型斑马鱼(AB 品系)取自第二军医大学附属长海医院斑马鱼养殖基地的健康成年斑马鱼。斑马鱼的生长环境,水温恒定 28.5℃,维持光照时间/黑暗时间为 14/10。雌雄斑马鱼清晨交配获得受精卵,置受精卵于鱼卵孵化液,28℃环境孵化,孵化液每天更换。孵化液中加入 0.003% 的苯硫脲防止黑色素的形成。cmlc2 - GFP 的转基因斑马鱼亦取自该养殖基地。

新生大鼠为出生 1～2 天的 SD 大鼠,购自上海市动物实验中心。

3.1.2 主要试剂

低熔点琼脂糖(上海生工生物公司)	甲基纤维素(Sigma - Aldrich 公司)
Tricaine(Sigam - Aldrich 公司)	吖啶橙染料(Sigma - Aldrich 公司)
Trizol 试剂(Sigma - Aldrich 公司)	抗激活型 caspase 3 多克隆抗体(Sigma - Aldrich 公司)
逆转录试剂盒(Takara 公司)	山羊血清(Gibco 公司)
实时荧光定量 PCR 试剂盒(Takara 公司)	Alexa Fluor Goat anti Rabbit 555 抗体 (Invitrogen 公司)
普通 PCR 试剂盒(Takara 公司)	Trypsin(Gibco 公司)
凝胶回收试剂盒(Takara 公司)	DNase II(Sigma - Aldrich 公司)
T4 DNA 连接酶(Takara 公司)	collagenase type IV(Sigma - Aldrich 公司)
限制性内切酶 I(Takara 公司)	Brdu(Sigma - Aldrich 公司)
RNeasy Mini 试剂盒(Qiagen 公司)	RIPA(中)裂解液(碧云天生物技术研究所)
质粒小抽/大抽试剂盒(Qiagen 公司)	Protease Inhibitor Cocktail(Roche 公司)

NuPAGE® 4%～12% Bis Tris Gel 1.5 mm（预制胶，Invitrogen 公司）	caspase 9 抗体（碧云天生物技术研究所）
NuPAGE® Sample Reducing Agent（还原剂，Invitrogen 公司）	Bcl‐2 抗体（碧云天生物技术研究所）
NuPAGE® LDS Sample Buffer（样品缓冲液，Invitrogen 公司）	Bax 抗体（CST 公司）
NuPAGE® MOPS SDS Running Buffer（电泳缓冲液，Invitrogen 公司）	Cytochrome c 抗体（CST 公司）
NuPAGE® Transfer Buffer（转膜缓冲液，Invitrogen 公司）	COXIV 抗体（碧云天生物技术研究所）
蛋白分子量 marker（Thermo 公司）	DNA ladder 抽提试剂盒（碧云天生物技术研究所）
丽春红染色液（碧云天生物技术研究所）	ITS 细胞培养添加剂（Gibco 公司）
BCA 蛋白浓度测定试剂盒（碧云天生物技术研究所）	Annexin V PE Apoptosis Detection kit（ebioscience 公司）
SNX13 抗体（Abgent 公司）	线粒体分离试剂盒（碧云天生物技术研究所）
GAPDH 抗体（碧云天生物技术研究所）	Ac‐DEVD‐CHO（Sigma‐Aldrich 公司）
caspase 3 抗体（碧云天生物技术研究所）	Z‐IETD‐FMK（Sigma‐Aldrich 公司）
caspase 8 抗体（碧云天生物技术研究所）	Z‐LEHD‐FMK（Sigma‐Aldrich 公司）

3.1.3　主要仪器

斑马鱼培养繁殖系统（EnvrioScience 公司）	智能光照培养箱（ZGX‐300C）
体视显微镜（Leica 公司，型号 M80）	激光共聚焦显微镜（Leica 公司）
7900 定量 PCR 仪（ABI 公司）	倒置显微镜（Leica 公司）
普通 96 孔 PCR 仪（ABI 公司）	LKB NOVA 超薄切片机（Leica 公司）
分光光度计（Thermo‐Scientific 公司）	JEM‐1230 透射电子显微镜（JEOL 公司）
冰冻切片机（Leica 公司）	流式细胞仪（Beckman 公司）
普通荧光显微镜（Leica 公司）	

3.2 实 验 方 法

3.2.1 信息学预测

打开 http://blast.ncbi.nlm.nih.gov/Blast.cgi，根据人的 SNX13 基因序列与斑马鱼的基因组全套数据库进行对比，找到斑马鱼库中 SNX13 的候选基因。同时采用 ClustalX 分析程序对斑马鱼 SNX13 的候选基因的蛋白氨基酸序列以及人源、小鼠源和大鼠源 SNX13 蛋白氨基酸序列进行分析。并在软件内进行不同种属之间的氨基酸序列比对，计算相似度。

3.2.2 分离成年斑马鱼各器官组织

1. 制作固定模具。将融化的 3‰琼脂糖胶倒入 22 cm 的玻璃培养皿内，待凝固后切掉凝胶表面相当于成年斑马鱼体型大小的一块，用作固定斑马鱼。

2. 麻醉，固定。将成年斑马鱼放入含 0.2% Tricaine 的养殖水中，一分钟后将斑马鱼放入冰水中 15 分钟，使其安乐死。再固定斑马鱼到固定模具上。

3. 分离器官组织。用眼科剪沿上腹部中间剪开皮肤到肛门处，打开胸腔腹腔，分离心脏包膜和周围组织，显微镜下剪断主动脉根部，将分离的心脏置于 PBS 液中清洗。同理，分离肝脏和骨骼肌。小心剪开斑马鱼头部，取出大脑部分，清洗。

4. 提取组织 RNA。将分离的心脏、肝脏、大脑和骨骼肌组织各自放入 1 ml Trizol 中，5 个成年器官合在一起为一个 RNA 样本。按照前文中的组织 RNA 提取方法提取成年斑马鱼各组织器官的总 RNA。

5. 逆转录 cDNA。取各自的总 RNA,按照第一部分的逆转录方法将 RNA 逆转录成 cDNA。

6. 定量 PCR。按第一部分的方法以成年斑马鱼各组织器官 cDNA 为模板,用下列斑马鱼 SNX13 的引物进行实时荧光定量 PCR 检测。

Da - SNX13 Forward Primer:GTTGAAGCACATCATCGGCG;

Da - SNX13 Reverse Primer:GGAACAGCGTCTCCAGGAAG。

3.2.3　斑马鱼胚胎整体原位杂交

1. 制备原位杂交探针

斑马鱼 cDNA 由长海医院斑马鱼实验室赠送。用 Takara 的 PCR 试剂盒,以该 cDNA 为 PCR 模板,用特异性斑马鱼 SNX13 基因的引物,扩增制备原位杂交探针所需的 cDNA 片段。扩增产物用 1% 的琼脂糖凝胶电泳,根据片段大小获取含目的 DNA 片段的凝胶,用凝胶试剂盒回收目的 DNA 片段。再将目的 DNA 片段用 T4 DNA 连接酶,插入到双启动子 PCR® Ⅱ 载体中,连接产物即为含目的 DNA 片段的质粒。用限制性内切酶 Ⅰ 使质粒酶切线性化。

以线性化的质粒 DNA 为模板,用 DIG RNA Labeling 试剂盒,按下列反应体系合成原位杂交探针。

试　　　剂	用　　量
线性 DNA	4 μl
5×Transcription Buffer	2 μl
DIG RNA labeling Mix	1 μl
DEPC 水	1 μl
RNase Inhibitor	0.25 μl
T7/SP6 RNA 聚合酶	1 μl
总体系	10 μl

反应体系在 37℃ 水浴锅中反应 2 小时。反应结束置于冰上。再用 RNeasy Mini 试剂盒纯化 RNA 探针,纯化后的探针取 1 μl 用分光光度计测量 RNA 浓度,另外取 1 μl 经琼脂糖电泳检测纯度,其余的探针于 -80℃ 保存。

2. 原位杂交

(1) 杂交前准备

(2) 固定。将发育 72 小时的斑马鱼胚胎转移至 1.5 ml EP 管中,加入 1 ml 4% PFA/PBST 固定液,4℃ 摇床过夜。

(3) 洗涤。次日,取出固定好的胚胎,用 PBST 液洗涤三次(快速洗涤一次,5 分钟室温轻摇一次,再快速洗涤一次)。

(4) 甲醇梯度脱水。洗涤过后的胚胎依次用含 25%、50% 和 75% 甲醇的 PBST 液各室温下摇床 10 分钟,再用 100% 甲醇室温下摇床 10 分钟两次。脱水结束后可将胚胎保存于 -20℃。

(5) 原位杂交第一天

(6) 胚胎水化。次日,将保存于 -20℃ 的斑马鱼胚胎取出,依次经过含 75%、50% 和 25% 甲醇的 PBST 液室温下轻摇 5~10 分钟。

(7) 洗涤。水化后的胚胎,用 PBST 洗涤四次(快速洗涤一次,5 分钟室温轻摇两次,再快速洗涤一次)。

(8) 蛋白酶 K 处理与后固定。用 10 μg/ml 的蛋白酶 K 于摇床上室温处理胚胎 20 分钟。然后用 PBST 液洗涤三次(快速洗涤一次,5 分钟室温轻摇一次,再快速洗涤一次)。接着再次使用 4% PFA/PBST 固定液室温摇床上固定 20 分钟。再用 PBST 液洗涤三次(快速洗涤一次,5 分钟室温轻摇一次,再快速洗涤一次)。

(9) 预杂交。向胚胎中加入杂交液,每管 800 μl,70℃ 预杂交 2 小时。

(10) 杂交。吸去杂交液,加入 200 μl 的杂交液和斑马鱼 SNX13 的探针(1 ng/μl),杂交炉中 70℃ 杂交过夜。

（11）原位杂交第二天

（12）回收探针并洗涤。小心吸取含探针的杂交液。用 100％探针洗涤液于 70℃快速洗涤一次。依次用含 75％、50％和 25％探针洗涤液的 2XSSC 液于 70℃各洗涤 15 分钟。在用 2XSSC 液于 70℃洗涤 15 分钟。接着用 0.05XSSC 液于 70℃洗涤两次，各 15 分钟。然后用含 25％、50％和 75％PBST 的 0.05XSSC 液室温洗涤各 10 分钟。最后用 PBST 室温洗涤 10 分钟。

（13）抗体孵育。用 MNBT 液室温封闭 1 小时。然后换成含抗体的 PBST 液，抗体浓度为 1∶5 000，4℃孵育过夜。

（14）原位杂交第三天

（15）洗涤。吸去抗体孵育液，加入 NTMT 快速洗涤一次。再用 NTMT 液室温洗涤 6 次，每次 15 分钟。

（16）染色与检测。用含 1 mM 咪唑的染色缓冲液 staining buffer 温洗 3 次，每次 5 分钟。制备染色液，室温染色，每 20 分钟显微镜下观察一次。染色完成时，用 Leica 显微镜拍照。

3.2.4　斑马鱼 Morpholino 显微注射

将收集斑马鱼受精卵，依次固定在琼脂糖预制的显微注射槽内。借助显微注射系统，每次通过显微移液器吸取 2 μl 反义核酸注射液，通过气压方式经玻璃电极打入受精卵细胞内。注射完毕后，将受精卵放置于 28.5℃的胚胎培养基中待其正常发育。每隔 6 小时，在体式显微镜下观察胚胎心脏和全身各部位的表型。

显微注射所用注射玻璃管事由水平微电极拉制移拉制而成，玻璃电极的口径约为 10 μm。

针对斑马鱼 SNX13 的 Morpholino 反义寡核苷酸序列均由 Gene-Tools 公司设计、合成和购买。其中针对 SNX13 的序列为 MO－SNX13

和 MO – SNX13^{spl}。

MO – SNX13 序列：5′– AGTTTCTCTGACATGCGGCCCATGT – 3′,针对 SNX13 的 mRNA 翻译起始点,注射剂量为 8 ng/nl;

MO – SNX13^{spl} 序列：5′– CCAGCCCCTGAATGACGGCACGGAA – 3′,针对 SNX13 的外显子 exon 2 的剪切供体位点,注射剂量为4 ng/nl;

阴性序列 MO 序列：5′– AGTATGTCTCACATCCGCCCCATGT – 3′,针对无效位点,注射剂量为 8 ng/nl。

3.2.5　斑马鱼胚胎 western blot

本实验方法同前文的 Western blot 步骤基本一致。以 100 粒斑马鱼胚胎为一组用 RIPA 裂解法获得总蛋白。

3.2.6　斑马鱼胚胎 mRNA 分析

采用 Trizol 法提取斑马鱼胚胎总 RNA。收集约 100 粒斑马鱼胚胎为一组,溶解在 1 ml Trizol 中,其后步骤同前文的组织 RNA 提取方法一致。逆转录的方法同第一部分 RNA 逆转录。常规 PCR 方法与凝胶电泳方法与前述的探针制备中相应的实验步骤一致。

3.2.7　斑马鱼胚胎 HE 染色

1. 制作石蜡切片

(1) 固定。将发育 72 小时的斑马鱼胚胎浸入 4% PFA 中,4℃过夜。

(2) 脱水。室温 PBS 洗三次,每次 10 分钟。接着依次用 30%、50%、75%、95%、100%、100%的乙醇室温脱水,每次 15 分钟。

(3) 透明。二甲苯室温透明 15 分钟。

(4) 浸蜡,包埋。在二甲苯与液体石蜡 1∶1 混合液中浸泡 20 分钟,再石蜡浸泡 30 分钟,重复三次。待石蜡冷却,即石蜡样本制备完成。

（5）切片。修整蜡块,固定石蜡块于石蜡切片机进行切片,切片厚度为 7 μm。

（6）贴片。蜡片贴于专用载玻片上,放在 37℃ 展片板上过夜。

2. H&E 染色

（1）脱蜡。石蜡切片经二甲苯脱蜡两次,每次 10 分钟。再依次经 100% 乙醇两次,每次 10 分钟;95% 乙醇 1 次,3 分钟;75% 乙醇 1 次,10 分钟;50% 乙醇 1 次,10 分钟;双蒸水 1 次,5 分钟。

（2）H&E 染色。苏木精染色 3 分钟;双蒸水洗两次,每次 3 分钟;再用 1% 的盐酸乙醇处理 45 秒;伊红染色 5 分钟;双蒸水洗两次,每次 3 分钟。

（3）脱水。依次用 50%、75%、95%、100%、100% 乙醇脱水,每次分别 10 分钟。

（4）封片。二甲苯处理两次,每次 10 分钟。再用中性树胶封片。

（5）拍照。用普通显微镜拍照,型号 Leica M205FA。

3.2.8　共聚焦显微镜记录心功能

监测动物的心功能往往采用多普勒超声方法,但本研究参考了一种更方便、无创伤的方式,测量斑马鱼的大动脉的血流动力学情况,来估算每搏输出量[113]。

1. 麻醉,固定。将发育 48～96 小时的斑马鱼胚胎转移至含 100 μg/ml Tricaine 的鱼水中,3 分钟后斑马鱼麻醉。取 35 mm 玻璃底小皿,皿里涂少许 2% 的甲基纤维素凝胶,用塑料吸管吸取麻醉的斑马鱼胚胎固定在凝胶上。

2. 共聚焦显微镜记录血细胞轨迹图。共聚焦显微镜型号为 Leica SP5,打开快扫通道,用 63x 倍油镜,DIC 镜头选项。扫描频率为 8 000 Hz,用 xyt 模式找到最佳视野,即背部大动脉根部,卵黄囊上面,可见清晰的血细胞流动影像。xyt 模式图像记录结果为每幅图由15 000

条线组成,速率为每条线 0.488 ms,因此可见跟踪到最大 4.10 cm/s 的血流速度。在视野的动脉中间,沿血管方向或垂直血管方向放置 20 μm 长的扫描记录线,设置扫描速率为每线 8 ms,最大可记录速率为 0.25 cm/s。记录最终的血细胞的时间位移轨迹图,为单位时间内通过记录线处的血细胞位移轨迹图。另外,在屏幕上测量扫描线处动脉的直径。

3. 分析结果。采用 ImageJ v.1.37 版本的 NeuronJ plugin 插件,在软件内描出每张采集图像的血细胞轨迹,导出时间速率数据点。接着用 Origin 8.0 软件打开文件,自动计算一个心动周期的时间速率曲线下面积即为一个心动周期时间内血细胞的位移,结合血管直径,计算一个心动周期时间内的血流经过的体积即为每搏输出量。同时人工测量斑马鱼的心率,与每搏输出量的乘积即为心输出量。

3.2.9 电子显微镜成像

1. 固定胚胎。固定液为新鲜配制的含 2% 戊二醛和 2% PFA 的 PBS,pH 7.4。将发育 72 小时的斑马鱼胚胎浸泡在固定液中,4℃摇床过夜。将固定好的胚胎用 0.1 M 的二甲砷酸缓冲液洗涤三次,每次 5 分钟。再用 1% 的锇酸在室温固定 2 小时,最后用双蒸水洗一次。

2. 脱水。依次用不同浓度的乙醇进行梯度脱水,最后经 50% 乙醇脱水 15 分钟后,用含 70% 的醋酸铀乙醇溶液室温摇床过夜。第二天依次使用 80%、95%、100% 的乙醇脱水,每次分别 15 分钟。

3. 包埋固化。用环氧树脂梯度处理脱水后的胚胎,每次 1 小时。最后用环氧树脂包埋,再 60℃烘箱过夜固化。

4. 切片,成像。刀片简单修整包埋树脂块,用 LKB NOVA 超薄切片机切片,厚度为 70～90 nm,并贴于铜网上。最后用 JEM - 1230 透射电子显微镜观察心肌细胞的超微结构。

3.2.10 吖啶橙染色

吖啶橙是一种凋亡检测染料,可透过细胞膜快速结合至凋亡的细胞核内,被染上的细胞在荧光显微镜 GFP 通道下发出绿色荧光。

将发育 48 小时的斑马鱼胚胎转移至含 2 μg/ml 吖啶橙染料的鱼水中,室温避光染色 30 分钟。再用干净的鱼水清洗 8 次左右。把斑马鱼胚胎转移至含 100 μg/ml Tricaine 的鱼水中,3 分钟后斑马鱼麻醉。在体视显微镜下借助 GFP 荧光观察心脏区域的荧光强度。用 ImageJ 软件统计分析心脏区域的绿色荧光强度值。

3.2.11 Caspase 3 免疫组化荧光染色

本实验染色对象为心肌细胞特异表达 GFP 荧光的 cmlc2 - GFP 转基因斑马鱼系,由长海医院斑马鱼实验室赠送。

1. 固定,通透,封闭。收集斑马鱼胚胎到 1.5 ml 离心管,快速用 PBS 液洗三遍,去掉杂质。用新鲜配制的 4% PFA(含 4% PFA 的 PBS,pH 7.4)于 4℃摇床过夜固定。次日用 PBST(含 0.1% Tween - 20 的 PBS)洗三次,每次 5 分钟。每支 1.5 ml 离心管里加入 1 ml 封闭通透液(PBS 中含 0.5% Tween - 20,10%山羊血清,1% DMSO,3% Triton X - 100,1% BSA),4℃摇床过夜。

2. 免疫染色,成像。按 1∶100 比例稀释一抗(抗激活型 caspase 3 多克隆兔源抗体),一抗稀释液为 PBS 含 0.5% Tween - 20,2%山羊血清,1% DMSO,1% Triton X - 100,1% BSA。4℃摇床过夜孵育。次日,用 PBST 洗三次,每次 20 分钟。按 1∶300 比例稀释二抗(Alexa Fluor 555 Goat Anti-Rabbit 抗体),二抗孵育同样 4℃摇床过夜。接着用 PBST 洗三次,每次 20 分钟。用 Leica SP5 共聚焦显微镜成像。

3.2.12 新生大鼠心肌细胞分离与转染

1. 取材。取出生 1～2 天的 SD 大鼠,75％酒精消毒皮肤。在超净台里,用灭菌组织剪沿左肋下剪开胸腔挤出心脏,从主动脉根部剪断分离心脏迅速转移到预冷 PBS 中。去掉心房和其余主动脉,肺组织等。用 4℃ PBS 清洗两次去掉血迹。再用组织剪剪碎心脏到约 2～3 mm 大小。

2. 酶解消化。配制消化液为 PBS 含 0.125％ Trypsin,10 μg/ml DNase Ⅱ,0.1 mg/ml collagenase type Ⅳ。将心脏组织转移至 50 ml 离心管中。第一次加入消化液,于 38℃ 杂交炉中消化 5 分钟,去掉上清。接着继续消化 8 次左右,每次加入新鲜的消化液,38℃ 杂交炉中消化 5 分钟,转移上清至 FBS 中。消化结束,离心含细胞的 FBS,1 000 rpm 室温 10 分钟。

3. 差速贴壁,铺皿。配制 10％ FBS 的 DMEM 培养液,高糖 DMEM 加入 10％ FBS,1％ PS,100 μM Brdu。离心的细胞沉淀用 10％ FBS 的 DMEM 培养液重悬,用 100 目的滤网过滤细胞悬液,去掉未消化的组织块。收集滤液到 10 cm 培养皿中,放至 37℃ 5％ CO_2 的培养箱中,培养 2 小时。2 小时差速贴壁后,上清细胞即为心肌细胞,贴壁细胞为成纤维细胞等非心肌细胞。转移上清细胞悬液至提前 1％ Geletin 包被过的培养皿中,再放回培养箱培养。

4. 培养。以分离当天为 Day 0。Day 0,培养液为含 10％ FBS、1％ PS、100 μM Brdu 的高糖 DMEM。Day 1,更换培养基为 2％ FBS、1％ PS、100 μM Brdu 的高糖 DMEM：M199(4∶1)。Day 4,更换培养基为 2％ FBS、1％ PS 的高糖 DMEM：M199(4∶1)。病毒感染时培养基为 1％ ITS、1％ PS 的高糖 DMEM：M199(4∶1)。

5. 转染。siRNA 序列转染在 Day 3 或者 Day 4,转染试剂盒为 Lipofectamine RNAiMAX。转染方法严格按照试剂盒说明书进行,转染后中间若无药物处理不换液。siRNA 序列针对大鼠 SNX13 基因如下,由上海生工生物公司设计合成。

　　Rat - SNX13 siRNA 序列:正向 CAGCCGGUGAUGAUUAUAUTT

　　　　　　　　　　　　　反向 AUAUAAUCAUCACCGGCUGTT

3.2.13　心肌细胞 RNA 分析

RNA 提取:胰酶消化贴壁的新生大鼠心肌细胞,600 g 离心 5 分钟,沉淀用 PBS 洗两次,即加入 1 ml Trizol。后续 RNA 提取步骤同第一部分组织 RNA 提取方法。

RNA 逆转录方法同第一部分内容的 RNA 逆转录。

实时荧光定量 PCR 方法同第一部分内容的定量 PCR 步骤。PCR 所需引物如下:

Rat - SNX13 正向序列:AAGGGAAGGGCGATTTTGCT

Rat - SNX13 反向序列:TCACTCCTTCTGCCAAGCTG

Rat - GAPDH 正向序列:ACAGCAACAGGGTGGTGGAC

Rat - GAPDH 反向序列:TTTGAGGGTGCAGCGAACTTT

3.2.14　心肌细胞 western blot

贴壁培养的心肌细胞,用预冷 PBS 洗两遍,吸净残余 PBS,加入适当 RIPA 裂解液(含蛋白酶抑制剂 Proteinase inhibitors)。在冰上,用细胞刮匙刮取细胞,收集细胞裂解液。后续步骤与第一部分的组织 western blot 组织一致。

所需一抗和抗体浓度为:SNX13 抗体(1∶1 000),GAPDH 抗体(1∶1 000),caspase 3 抗体(1∶1 000),caspase 8 抗体(1∶1 000),caspase 9 抗体(1∶1 000),Bcl - 2 抗体(1∶1 000),Bax 抗体(1∶1 000),Cytochrome c 抗体(1∶1 000),COXIV 抗体(1∶1 000)。

3.2.15　DNA ladder 实验

本实验采用 DNA ladder 试剂盒,实验对象是贴壁的新生大鼠心肌细胞,操作步骤严格按照试剂盒说明书进行,简单介绍如下:

1. 收集细胞。胰酶消化贴壁的心肌细胞,PBS 洗两次,1 000 g 离心 2 分钟,弃上清,收集沉淀。

2. 裂解。每个含细胞的 1.5 ml 离心管中加入 500 μl 的样品裂解液(裂解液提前加入蛋白酶 K,1 ml 裂解液加 5 μl 蛋白酶 K),充分混匀,裂解细胞。并于 50℃ 水浴消化过夜。

3. 抽提。加入 500 μl Tris 平衡苯酚,充分混匀,并于 4℃ 12 000 g 离心 5 分钟。缓慢吸出苯酚层和中间层,剩余的水层再用等体积 Tris 平衡酚重复抽提,吸出酚层和中间层后,剩余水相在用等体积氯仿重复抽提一次。缓慢吸出上清,加入 10 M 醋酸铵和无水乙醇,颠倒混匀。-20℃ 冻存过夜。次日待常温后于 4℃ 12 000 g 离心 10 分钟,弃上清。用 70%乙醇洗涤沉淀一次后,用 TE 溶解 DNA。

4. 电泳。用 1%的琼脂糖凝胶电泳样本。

3.2.16　病毒载体构建与感染

本实验所需的病毒载体为 Ad - SNX13,由上海锐赛生物科技公司构建和扩增。构建步骤简单如下。

1. 载体构建。设计合成特异针对大鼠 SNX13 基因的引物,以携带大鼠 SNX13 基因的质粒 pDC315 - SNX13 为模板,PCR 扩增 SNX13 片段。经内切酶 BamHI I 和 Sal I 各自酶切 pDC315 质粒和 SNX13 的 PCR 扩增产物,凝胶电泳,回收 pDC315 和 SNX13 的线性片段。接着,用 DNA 连接酶按 3∶1 连接两线性片段后,利用感受态大肠杆菌转化得到重组穿梭质粒 pDC315 - SNX13。

2. 病毒包装。将骨架质粒(pBHGlox_E1，3Cre)和重组穿梭质粒(pDC315 - SNX13)用 Lipofectamine 2000 共转染至 HEK293 细胞。每天观察细胞,待细胞因出毒现象而变大变圆时,将细胞在 -70℃ 和 37℃ 之间反复冻融释放病毒。将冻融后液体 3 000 rpm 离心 5 分钟,收集上清,即为 1 代病毒。

3. 病毒扩增。大量培养 HEK293 细胞,用 1 代病毒感染细胞,再用反复冻融法收集病毒上清液。用 Millipore 浓缩柱浓缩病毒颗粒。测定病毒滴度。

4. 细胞感染。待新生大鼠心肌细胞培养至 Day 2,换配培养基为无血清,如前所述,次日用细胞/病毒颗粒比为 1：100 的浓度加 Ad - SNX13 病毒颗粒到培养基中,6 小时后换液。48 小时过表达后,进行下一步实验。

3.2.17　流式细胞仪检测凋亡

本实验所用试剂盒为 Annexin V PE Apoptosis Detection kit,实验对象为贴壁处理后的新生大鼠心肌细胞,流式细胞仪为 Beckman Coulter。实验步骤如下:

1. 处理细胞。用不含 EDTA 的胰酶消化贴壁的心肌细胞。注意消化时间不要过长,以免假阳性。PBS 洗细胞两次,每次 2 000 rpm 离心 5 分钟。细胞计数大致为 $(1 \sim 5) \times 10^5$。

2. 凋亡细胞染色。用试剂盒中的 Binding Buffer 按 1：10 稀释 7 - AAD 染料,50 μl 混匀后加入细胞沉淀,轻轻吹散细胞,混匀,室温避光染色 10 分钟。接着加入 450 μl 的 Binding Buffer 混匀。继续加入 1 μl 的 Annexin V - PE 染料,混匀室温避光孵育 10 分钟。

3. 流式细胞仪检测。染色后 1 小时内,用流式细胞仪检测。其中 Annexin V - PE 用 FL2 通道检测,7 - AAD 用 FL3 通道检测。

3.2.18 线粒体组分分离

本实验采用细胞线粒体分离试剂盒操作,简单操作步骤如下:

1. 细胞收集,匀浆。胰酶消化贴壁处理后的心肌细胞,再用 PBS 洗涤两次。600 g 离心 5 分钟,弃上清。用 1 ml 含 PMSF 的线粒体分离试剂重悬细胞,冰浴 10 分钟后将细胞悬液转移至玻璃匀浆器,匀浆 25 次。

2. 离心。匀浆后细胞悬液在 1 000 g 4℃离心 10 分钟,取上清。继续在 10 000 g 4℃离心 10 分钟。沉淀即为线粒体,上清为胞浆蛋白。用适当含 PMSF 的线粒体裂解液裂解线粒体蛋白。后续接着做蛋白免疫印迹。

3.2.19 统计学分析

所有数据分析均采用 mean±s.e.m 的方法进行。所有实验的标注中,N 代表样本数量,n 代表实验重复次数。组与组之间比较采用的统计学方法为非配对 t 检验或者单向方差分析。数据分析均在 graphpad 软件中操作,$P < 0.05$ 表示差异显著,具有统计学意义。

3.3 结　　果

3.3.1 斑马鱼 SNX13 敲除后出现心脏功能异常

如前所述,无论是人慢性心力衰竭还是动物 TAC 模型中,SNX13 的表达水平均显著下调,这提示了 SNX13 在心衰的病理生理中可能发挥着重要的作用。为了明确 SNX13 与心力衰竭之间的关系,我们从在体和离体两方面验证 SNX13 敲除后是否会出现心功能异常或类似表型。

我们 BLAST 搜索斑马鱼全套数据库,比对了斑马鱼 SNX13 基因与哺乳动物之间的同源性。事实上,如图 3-1 所示,斑马鱼 SNX13 基因与人类、鼠类等哺乳动物有着很高的相似度。同时,斑马鱼胚胎发育可以不完全依赖心血管系统[114],所以我们选取了斑马鱼作为我们在体研究的对象。

	Human	Mouse	Rat	Danio rerio
Danio rerio	79%	79%	71%	100%
Rat	97%	99%	100%	
Mouse	98%	100%		
Human	100%			

图 3-1　SNX13 基因在斑马鱼、人类、大鼠
和大鼠之间的同源性分析

SNX13 基因在斑马鱼全身的表达分布情况还未被研究,作为在心衰心肌样本中被发现表达异常的分选蛋白,我们分离并提取了成年斑马鱼各器官(心脏、大脑、肝脏和骨骼肌)总 RNA,定量 PCR 检测了 SNX13在各器官中的表达峰度。此外,我们还对发育 72 小时的胚胎进行斑马鱼整体原位杂交,检测全身 SNX13 mRNA 的表达分布情况。如图 3-2所示,SNX13 在斑马鱼胚胎期或者成年期的大多数器官均有分布,心脏区域也有较高表达。

接下来,我们采用显微注射 morpholino 反义寡核苷酸技术敲除胚胎期斑马鱼 SNX13 的表达,继而观察斑马鱼胚胎发育期心脏的情况。

首先,我们分别在斑马鱼单细胞受精卵期显微注射了针对无效位点(MO-ctrl),SNX13 mRNA 翻译起始位点(MO-SNX13)以及 SNX13mRNA 剪切供体位点(MO-SNX13^{spl})的反义寡核苷酸序列,我们对注

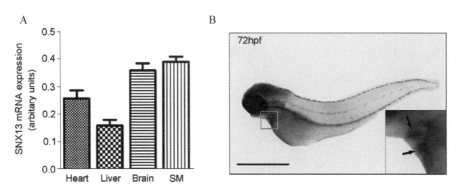

图 3 - 2 SNX13 基因在斑马鱼全身的表达情况

A 为成年斑马鱼各器官 SNX13 的 mRNA 水平的差异，SM 为骨骼肌。B 为 72 小时斑马鱼胚胎的整体原位杂交图，SNX13 探针染料，右下角为心脏部分的放大，Bar 值 500 μm

射后 72 小时的胚胎进行了 western blot 分析和 northern blot 分析，以证实 SNX13 的胚胎全身敲低效率。如图 3 - 3 所示，SNX13 的 mRNA 水平，MO - SNX13^{spl} 组较对照组 MO - ctrl 显著下调，并且 SNX13 的蛋白水平，MO - SNX13 和 MO - SNX13^{spl} 组较对照组 MO-ctrl 都显著下调。

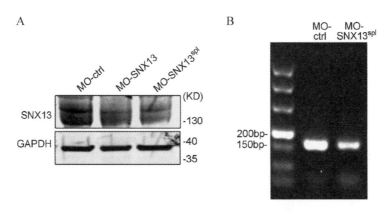

图 3 - 3 斑马鱼胚胎 SNX13 的敲低效率

A 为 western blot 实验验证 MO - ctrl、MO - SNX13 以及 MO - SNX13^{spl} 三组斑马鱼胚胎 72 小时时的 SNX13 的敲低效率，以 GAPDH 为内参对照；B 为 MO - ctrl 和 MO - SNX13^{spl} 组的 northern blot 结果，条带为 167 bp，选用的是特异性针对斑马鱼 SNX13 基因的引物

其次,我们连续观察对照组和 SNX13 敲除组的斑马鱼胚胎发育情况。如图 3‑4 所示,全身敲除 SNX13 后的斑马鱼未见明显全身发育畸形。观察其心脏发育情况,24 小时内 SNX13 敲除的斑马鱼仍未见明显异常。但在 48 小时和 72 小时时,65％的 MO‑SNX13 组(N＝102)和 57％的 MO‑SNX13^{spl}组(N＝95)出现了心衰的症状,比如心脏的房室腔明显扩张,收缩无力,而对照组 MO‑ctrl(N＝110)却没出现这些症状。我们选取 72 小时胚胎进行心脏部位的 H&E 染色,如图 3‑4 所示,MO‑SNX13 胚胎表现出显著的房室腔扩张。

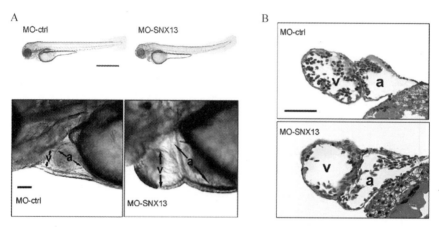

图 3‑4　72 小时后 MO‑ctrl 和 MO‑SNX13 组斑马鱼胚胎的心脏表型

A 为体视镜下观察到的 72 小时斑马鱼的心脏,上图为全身照,bar 值 500 μm,下图为心脏部位近照,a 即心房(atrium),v 即心室(ventricle),Bar 值 40 μm;B 为 72 小时斑马鱼心脏的 H&E 染色,Bar 值为 50 μm

然后,我们在激光共聚焦显微镜的快扫模式下监测斑马鱼大动脉近心端的血流动力学情况,以此评价斑马鱼的心脏收缩功能。我们同时发现,单位时间内通过血管的血细胞数目 MO‑SNX13 组明显少于 MO‑ctrl 组,并且每次心搏一次的过程中,MO‑SNX13 组的血流速度也明显低于 MO‑ctrl 组。为明确心脏收缩功能,我们将共聚焦显微镜采集到的血流动力学数据转换成斑马鱼的每搏输出量和心输出量。如图 3‑5

所示,尽管随着斑马鱼胚胎的发育,大动脉近心端采集到的血流总量两组都逐渐下降,但 MO - SNX13 组的每搏输出量和心输出量都显著低于 MO - ctrl 组。

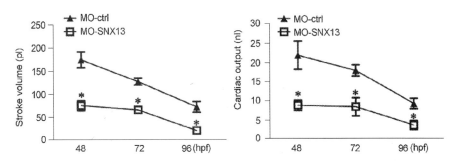

图 3 - 5　斑马鱼胚胎 72 小时心脏的每搏输出量(左图)和心输出量(右图)分析
MO - ctrl 组 $N=32$,MO - SNX13 组 $N=26$。＊$P<0.05$,每个时间点上的两组分别比较

综上所述,SNX13 敲除后,斑马鱼胚胎确实会出现心腔扩大、心脏收缩减弱等心力衰竭的症状。

3.3.2　斑马鱼 SNX13 敲除后的心肌组织出现自噬现象和凋亡

鉴于 SNX13 敲除的斑马鱼会发展成心衰,我们进一步探索其心衰形成的病理生理机制。

首先,我们固定斑马鱼 72 小时心脏,采用透射电镜观察了斑马鱼心肌细胞的超微结构,以初步了解 SNX13 缺失后心肌细胞结构是否异常。如图 3 - 6 所示,MO - ctrl 组心肌细胞结构规整,肌节整齐,但 MO - SNX13 组心肌细胞内出现了大量的自噬空泡,而这些自噬空泡正是细胞走向凋亡和死亡的证据。由此可见,SNX13 敲除后的斑马鱼出现心衰是由于心肌细胞的死亡所致。

接着,我们用了两种比较通用的实验方法,来鉴定 SNX13 敲除后的斑马鱼胚胎心肌细胞是否发生了凋亡。

吖啶橙染色通常被用来特异性鉴别斑马鱼活体组织是否发生凋

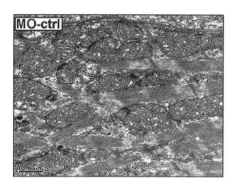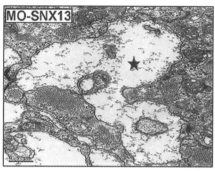

图 3 - 6　透射电镜下斑马鱼 72 小时胚胎心肌细胞的超微结构

MO - ctrl 组细胞结构整齐,MO - SNX13 组细胞出现大量空泡,★位置为细胞空泡

亡,通过吖啶橙染色的阳性率来判断凋亡的程度。所以我们对 48 小时的斑马鱼进行活体吖啶橙染色,并且对心脏区域吖啶橙阳性信号荧光进行统计分析,如图 3 - 7 所示,对照组 MO - ctrl 未见明显阳性信号,而 MO - SNX13 组斑马鱼心脏区域可见显著的染色阳性信号。

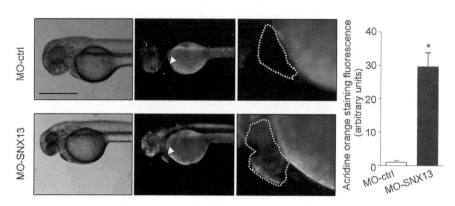

图 3 - 7　斑马鱼活体 48 小时的吖啶橙染色

绿色荧光显示吖啶橙阳性信号。白色三角符号所指为斑马鱼心脏区域,白色虚线所圈区域即为心脏轮廓。MO - ctrl 组 $N=6$,MO - SNX13 组 $N=6$,Bar 值为 $400~\mu m$。右图为左图斑马鱼心脏区域绿色荧光信号强度统计数据结果,$* P < 0.05$

　　除了吖啶橙染色外,激活型 caspase - 3 染色也常用于斑马鱼组织凋亡染色。在这里,我们选用了心肌特异性表达 GFP 标记的 2 型肌球蛋白(GFP - clmc2)的转基因斑马鱼系作为实验对象,心肌细胞

由 GFP 的自发荧光标记，再结合激活型 caspase‐3 染色，就可以确定心肌细胞是否发生了凋亡。如图 3‐8 所示，敲除 SNX13 后的 GFP‐clmc2 转基因斑马鱼组（MO‐SNX13 组），可见激活型 caspase‐3 染色阳性信号广泛分布，而对照组（MO‐ctrl 组）未见明显阳性信号。

由此可见，SNX13 敲除后的斑马鱼心肌细胞大量处在凋亡状态，因此会出现显著的心衰症状。

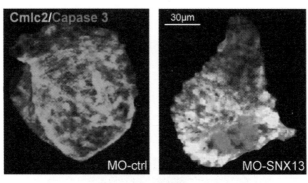

图 3‐8　斑马鱼心脏的激活型 caspase‐3 染色

图示为斑马鱼心脏分离后的免疫荧光染色结果，其中红色为激活型 caspase‐3 抗体染色，绿色为转基因鱼系心肌细胞特异性表达的 GFP‐cmlc2，黄色表示激活型 caspase‐3 信号定位于心肌细胞上

3.3.3　SNX13 敲除的新生大鼠心肌细胞发生凋亡

在体研究发现 SNX13 敲除的斑马鱼发生了心肌细胞凋亡，接下来，我们分离培养了新生大鼠心室肌细胞，以体外方式明确 SNX13 敲除后是否会引起离体心肌细胞凋亡。如图 3‐9 所示，分离培养的新生大鼠心肌细胞在 SNX13‐siRNA 处理 48 小时后，定量 PCR 和 western blot 检测分别显示 SNX13 的 mRNA 水平与蛋白水平显著下调，表明敲低效率非常理想。

接着，我们实验验证 SNX13 敲除的离体心肌细胞是否发生凋亡。

如图 3 - 10 所示,传统的 DNA ladder 试验结果显示 SNX13 敲除组的电泳泳道出现众多条带,表明 SNX13 敲除组的细胞确实发生了凋亡。我们再采用 Annexin V - PE/7 - AAD 染色处理对照组和 SNX13 敲除组的心肌细胞,行流式细胞仪凋亡分选后,可见 SNX13 敲除组存在大量的早期凋亡细胞。

因此,SNX13 敲除后的新生大鼠心肌细胞会发生凋亡。

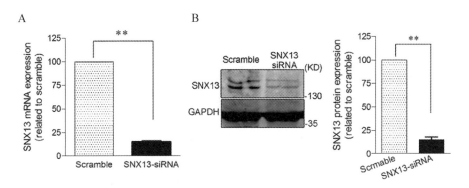

图 3 - 9　新生大鼠心肌细胞经 SNX13 - siRNA 处理 48 小时后的 SNX13 敲低效率

A 为定量 PCR 结果,显示 mRNA 水平的敲低效率,选用 GAPDH 作为内参,＊＊P＜0.01;B 为 western blot 结果,显示蛋白水平的敲低效率,右图为三次 WB 数据的统计图,＊＊P＜0.01

3.3.4　SNX13 敲除后诱发外源性凋亡途径

SNX13 敲除后的斑马鱼心脏出现心肌凋亡,同样,SNX13 敲除后的新生大鼠心肌细胞也发生了凋亡。为探索 SNX13 敲除引起凋亡的病理生理机制,我们需要先确定其在凋亡信号通路的作用点。凋亡是程序性死亡过程,包括激活 caspase 8 引起的外源性凋亡和激活 caspase 9 引起的内源性凋亡两个途径,但最终结局都是激活 caspase 3 而触发细胞核凋亡。同时内源性凋亡途径往往是由 caspase 9,以及细胞色素 c(cytochrome c)、bcl - 2、bax 等线粒体相关分子共同介导的。

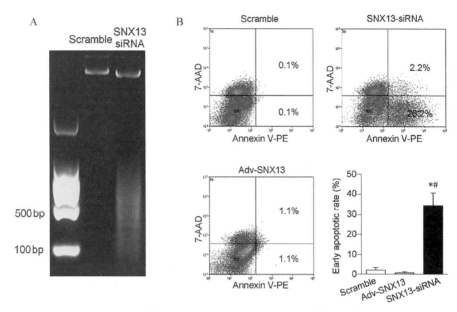

图 3 - 10   新生大鼠心肌细胞在 SNX13 敲除后发生了凋亡

A 为细胞 DNA ladder 分析的凝胶电泳图,SNX13 - siRNA 组泳道出现众多 DNA 小带。B 为新生大鼠心肌细胞 SNX13 - siRNA 处理或 SNX13 病毒转染过表达 48 小时后,经 Annexin V - PE/7 - AAD 染色,流式细胞仪分选,右下象限为早期凋亡,右上象限为晚期凋亡,左下象限为活细胞,左上象限为死亡细胞。右下角统计图为流式细胞仪三次分选结果数据的统计。* $P < 0.05$,与 scramble 比较,# $P < 0.05$,与 Adv - SNX13 组比较

　　首先,我们使用了凋亡信号通路的 caspase 3、8、9 的各自特异抑制剂,来抑制不同凋亡途径的激活,以判断 SNX13 敲除所诱发的凋亡的途径。我们在 SNX13 敲除(MO - SNX13)斑马鱼胚胎的鱼水里分别加入各种工作浓度的抑制剂,胚胎发育到 48 小时时,我们对斑马鱼胚胎进行吖啶橙染色,荧光显微镜下观察各自的凋亡阳性信号。如图 3 - 11 所示,斑马鱼敲除 SNX13 后心脏部位的凋亡信号显著(与 Vehicle 组比较),但经 Caspase 3 抑制剂(C3Ⅰ)和 caspase 8 抑制剂(C8Ⅰ)处理后的 MO - SNX13 斑马鱼胚胎,其凋亡阳性信号显著减弱,而 caspase 9 抑制剂组(C9Ⅰ)却恢复不明显。

　　上述 caspase 的三类抑制剂处理后,我们还检测了各组斑马鱼胚胎的

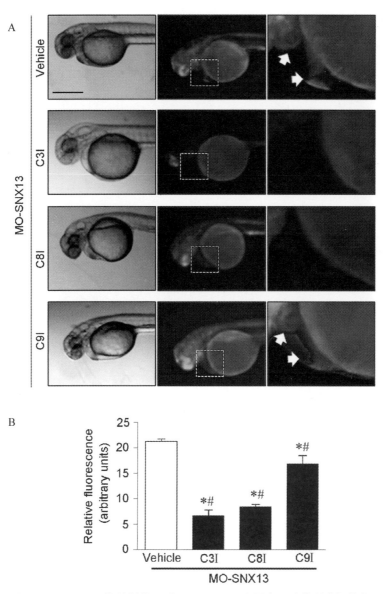

图 3‑11　caspase 抑制剂处理后 MO‑SNX13 斑马鱼胚胎的吖啶橙染色

斑马鱼经 MO‑SNX13 显微注射后,受精卵分别接受 caspase 3 抑制剂(Ac‑DEVD‑CHO,30 μM)、caspase 8 抑制剂(Z‑IETD‑FMK,10 μM)和 caspase 9 抑制剂(Z‑LEHD‑FMK,20 μM)的 48 小时处理。A 为各组图吖啶橙染色的典型图片,白色虚框为心脏区域,白色箭头指示阳性信号明显的房室部分,Bar 值为 400 μM。B 为各组斑马鱼吖啶橙染色的心脏部分荧光值统计结果。Vehicle 组 $N=10$,其余 C3I、C8I、C9I 组 $N=8$。 ＊$P<0.05$,与 Vehicle 组比较;＃$P<0.05$,与其余各组比较

心脏收缩功能。如图 3-12 所示,经 caspase 3 和 caspase 8 抑制剂处理过的 MO-SNX13 斑马鱼胚胎,其每搏输出量和心输出量均有显著的改善。

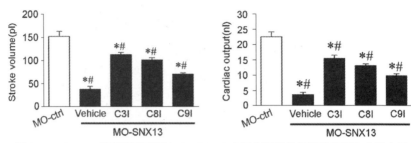

图 3-12 caspase 抑制剂处理后 MO-SNX13 斑马鱼胚胎的每搏输出量和心输出量

斑马鱼经 MO-SNX13 显微注射后,受精卵分别接受 caspase 3、caspase 8 和 caspase 9 抑制剂的处理,如前所述,48 小时后经共聚焦显微镜快速线扫检测斑马鱼胚胎的心功能。* $P<0.05$,与 Vehicle 组比较,♯$P<0.05$ 与其余各组比较

因为 caspase 8 是外源性凋亡途径的上游分子,而 caspase 8 抑制剂和 caspase 3 抑制剂的处理能有效改善 MO-SNX13 引起的心衰表型,所以 SNX13 敲除后引起的斑马鱼心衰,主要是因为启动了心肌细胞外源性凋亡途径的结果。为了进一步确定 SNX13 敲除是否会引起外源性凋亡的发生,我们检测了新生大鼠心肌细胞 SNX13 敲除后的 caspase 家族蛋白的表达情况,包括非激活型的前体 caspase 和激活型的片段 caspase,如图 3-13

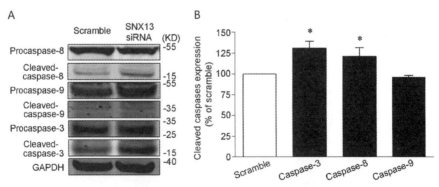

图 3-13 SNX13 敲除后 48 小时新生大鼠心肌细胞的前体 caspase 家族和片段 caspase 家族的表达量

A 为 western blot 检测 caspase 家族的表达水平,B 为片段型 caspase 表达水平的统计结果。* $P<0.05$ 与 scramble 组比较

第 3 章 SNX13 敲除引起心力衰竭的病理生理机制

所示,SNX13 敲除后,片段型 caspase 8 和片段型 caspase 3 表达量显著上升,而片段型 caspase 9 的表达量无差异,这意味着外源性凋亡途径确实被激活。

为明确内源性凋亡途径是否也参与到 SNX13 敲除引起的凋亡中,我们同时也提取了新生大鼠心肌细胞的线粒体组分,检测 SNX13 敲除前后与内源性凋亡相关的线粒体分子的表达量差异,包括 Cytochrome C、Bcl‐2 和 Bax。如图 3‐14 所示,与对照组相比,SNX13 敲除对上述三者蛋白的线粒体或胞浆表达水平均无明显影响。

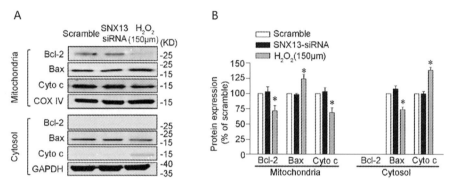

图 3‐14 SNX13 敲除 48 小时后和 H_2O_2(150 μM,6 小时)处理后新生大鼠心肌细胞的线粒体和胞浆组分中 Cytochrome C、Bcl‐2 和 Bax 各自的表达水平差异

A 为 western blot 结果,H_2O_2 组为阳性对照。B 为统计结果。* $P < 0.05$,分别各自与 Scramble 组比较

综上所述,SNX13 敲除后,主要激活了外源性凋亡途径,先活化前体 caspase 8,再激活 caspase 3,继而引起心肌细胞凋亡。

3.4 讨 论

我们从斑马鱼(在体)和新生大鼠心肌细胞(离体)两个层面显示了 SNX13 敲除能引起心力衰竭和心肌细胞外源性凋亡。第一,SNX13 敲

— 57 —

除的斑马鱼出现了心脏房室腔扩张和心功能异常等心衰表型;第二,SNX13 敲除的斑马鱼心肌细胞出现了自噬现象和凋亡;第三,SNX13 敲除的新生大鼠心肌细胞发生了明显凋亡;第四,SNX13 敲除引起的凋亡主要是外源性途径。

3.4.1　SNX13 敲除模式动物的建立

在这部分里我们采用了功能缺失(loss of function)策略来研究 SNX13 在心脏和心肌细胞里的生理功能。但是,研究一个基因的生理功能,最典型也是最关键的做法应该是构建基因敲除模型动物,比如通过观察基因敲除小鼠的表型与同窝对比来鉴定该基因的生理功能,而我们却通过 MO 技术(显微注射反义寡核苷酸技术)瞬时敲除斑马鱼的 SNX13 来观察表型。原因在于,Zheng Bin 等人构建的 SNX13 全身敲除小鼠会胚胎致死,主要发生在中胚层发育期,表现为胚胎发育严重迟缓,神经管关闭缺陷,血管形成障碍,以及胎盘形成缺陷。此外,SNX13 全敲小鼠胚胎的内胚叶细胞中的内吞系统异常,出现大量的自噬小体等等[69]。除了本身敲除胚胎致死,小鼠模型相对斑马鱼来说其饲养空间需求大,繁殖成本相对。另外,诸如果蝇和秀丽隐杆线虫,尽管也常用于生物遗传研究,但它们不具有脊椎动物特异性的功能器官,如肾脏、多腔室的心脏、肝脏等等[115]。

斑马鱼已经逐渐成为研究人类基因的重要模型动物之一。到 2013 年,人们已经报道了高质量的斑马鱼基因组序列,以及鉴定了上万个蛋白编码基因的断裂性突变体[116,117]。斑马鱼非常适合用作研究发育与遗传问题,其优点还有,饲养空间小,产卵率高,发育到成熟时间短,化学药物和试剂可以直接投放到养殖水中,利于显微注射进行基因敲除和过表达研究。在利用不同 caspase 抑制剂处理 MO-SNX13 斑马鱼的实验中,我们就是将抑制剂按相应浓度加到养殖水中,通过药物直接皮肤渗透和斑马鱼消化系统吸收途径给药。此外,斑马鱼胚胎还非常适合研究心脏疾病。一方面因为斑马鱼胚胎通体透明,直接可以在显微镜下观察并记录心脏的跳动节律、房室腔大小以及动静脉血流情况。由于胚胎心脏透明可见,心肌特异表达绿色荧光蛋白的斑马鱼转基因系(如 Cmlc2 - GFP 转基因斑马鱼系)常常应用于心脏功能活体研究。在验证斑马鱼心肌凋亡的荧光染色实验中,我们就用到了 Cmlc2 - GFP 转基因斑马鱼系,同时用抗体标记激活型 caspase 3,做免疫荧光成像。另一方面,斑马鱼胚胎的早期发育不完全依赖于心血管循环系统,即使心脏发育极度异常,心脏停跳,斑马鱼胚胎也能存活几天。因为斑马鱼胚胎小,没有血液循环时,水环境中的氧气可以直接被动扩散至各组织器官,以至于斑马鱼能存活一周,而早期胚胎发育的第一周正是实验者观察斑马鱼表型的关键时期[115,118,119]。我们发现,斑马鱼在 SNX13 敲除后的 48～72 小时心脏功能严重异常,但斑马鱼仍能继续存活。最后,斑马鱼心脏也与哺乳动物心脏有众多相似,都是由心肌泵血给养至全身,由心房心室构成并有房室瓣膜,都有心脏跳动的节律性。

在我们选择斑马鱼作为 SNX13 功能缺失后心脏功能表型的研究动物模型之前,我们搜索对比了 SNX13 基因在斑马鱼与哺乳动物之间的同源性,以及 SNX13 基因在斑马鱼全身的表达差异。同源性对比结果显示,斑马鱼 SNX13 的基因核酸序列与人类有着 79% 的高相似度,说明了 SNX13 基因的保守性和两者基因的功能高度相似性,这也意味着基因操作后在人类会出现的疾病也会在斑马鱼胚胎上得到相应的表型。我们用特异性斑马鱼 SNX13 基因探针,对斑马鱼胚胎整体原位杂交,分析斑马鱼各器官的 SNX13 的 mRNA 表达丰度,结果显示 SNX13 基因在斑马鱼心脏有着较高的表达水平,为后续的基因操作和功能研究提供了可行性。

3.4.2 SNX13 敲除的斑马鱼发生了心衰

我们采用反义寡核苷酸技术,将特异针对斑马鱼 SNX13 mRNA 的吗啉基寡聚核苷酸,通过显微注射的方式打入斑马鱼受精卵中,以期达到短期内干扰 SNX13 表达的效果。吗啉基寡聚核苷酸显微注射方法已经广泛应用于斑马鱼的基因功能干扰[120]。我们设计了针对斑马鱼 SNX13 mRNA 的翻译起始位点和 SNX13 基因的剪接供体位点的吗啉基寡聚核苷酸,也在蛋白水平上验证了两种序列的干扰效率,和在 mRNA 水平上验证了针对剪接供体位点序列的有效性。尽管吗啉基注射是对斑马鱼进行基因干扰的一种高效率、高精确的策略,我们在操作时也考虑到了它存在的缺陷。首先,吗啉基寡核苷酸被注射到受精卵卵黄中,会对胚胎所有细胞产生影响,可能会危害到正常的胚胎发育,我们发现,SNX13 全敲后,48 小时的胚胎并未致畸。其次,注射入细胞中的吗啉基寡核苷酸的效应通常只能持续数天[121],而我们对斑马鱼的心脏研究正好在胚胎发育的 48～72 小时。

我们发现,斑马鱼在 SNX13 敲除后 48 小时,无论是体式镜下活体观察还是心脏区域的 H&E 染色,其心房心室腔都发生了严重的扩张,并且出现了充血性心衰的表型,同时,它们的心脏收缩功能也严重异常,表现在每搏输出量和心输出量显著下降。

SNX13 敲除的斑马鱼发生了心力衰竭,在第一部分内容中我们发现人类心衰样本和 TAC 致心衰样本的 SNX13 表达水平都显著下调,这正说明了 SNX13 在正常心脏功能和心力衰竭的发生中扮演着非常重要的角色。

另外,SNX13 敲除的斑马鱼出现了类似人类扩张性心肌病的症状。扩张性心肌病是一个相对普遍的一类心脏疾病,表现在心室壁扩张,心肌收缩功能减弱。其发病原因估计有 25%～50%患者为遗传因素[122]。

到目前已经发现了超过 50 个单基因突变与扩张性心肌病有关,这些突变相关基因主要是编码细胞骨架蛋白和心肌收缩相关蛋白等等[123]。这 50 多个发生突变的基因几乎都能找到同源的斑马鱼基因[124]。一些斑马鱼基因突变后出现的表型与人类扩心病的症状非常相似,因此可以帮助我们更好的了解人类疾病。比如,斑马鱼的一个基因突变,名为 silent heart(sih)基因,能失活肌钙蛋白 T 的基因 TNNT2,引起肌节的严重紊乱。而这些斑马鱼心肌的超微结构与人类 TNNT2 基因突变的表型相似,后者能导致扩张型心肌病[119,125]。我们发现,SNX13 基因敲除的斑马鱼心室扩张,心肌收缩减弱,并出现充血性心衰,这些为我们提示,人类扩心病或者心衰的病因之一很可能就是 SNX13 基因的突变。

　　Sorting nexins(SNXs)家族蛋白的命名是因为共同含有 PX 结构域[126]。目前已经鉴定出了哺乳动物的 SNXs 家族 33 条成员[127,128]。而 PX 结构域的功能主要是能与 PtdIns3P 的结构域结合[128],因此就决定了 SNXs 家族成员蛋白能与细胞内吞网络中富集 PtdIns3P 的早期囊泡相互作用,主要功能在于参与细胞内吞过程,囊泡内的分选以及囊泡相关的信号通路[127,128]。除了 PX 结构域,不同 SNXs 还含有不同功能的结构域,而参与到许多人类疾病的病理生理机制中,包括阿尔茨海默病、退行性骨化病等等[129-131]。许多 SNXs 有着一些特殊的信号通路相关结构域,而早前关于 SNX13 的报道就是开始于对其 RGS 结构域的研究。RGS 结构域能减弱 Gαs 介导的信号通路效应,因此 SNX13 能减少下游 cAMP 的产生[111]。此外,SNX13 也可以促进 Gαs 和 Hrs(分拣机制中与溶酶体途径降解相关的关键分子)结合,从而增强表皮生长因子受体(EGFR)的胞膜内陷和降解[132]。

　　但是,SNX13 在心衰发生过程中的重要病理生理基础究竟是如何呢?

3.4.3　SNX13 敲除致心肌细胞凋亡

　　正如文献报道,SNX13 在小鼠胚胎发育和细胞内吞系统中发挥着非常重要的作用。因为 SNX13 敲除的小鼠胚胎生长缓慢、神经管关闭缺陷、毛细血管网络紊乱、胎盘异常、妊娠中期致死,并且妊娠中期卵黄囊内胚叶的细胞中出现了大量的巨大自噬空泡,里面含有破碎的膜结构,表明细胞处于极度病理状态[69]。这意味着,SNX13 敲除后,细胞结构出现明显异常。同时,我们观察到 SNX13 敲除的斑马鱼心脏发生了心衰,所以我们取了 SNX13 敲除斑马鱼发育 72 小时的胚胎心脏,制样后在电镜下观察心肌细胞的超微结构。不出所料,与对照组相比,SNX13 敲除的斑马鱼心肌细胞中出现了大量的自噬空泡,大多数细胞发生自溶,走向死亡。我们知道,细胞自噬性死亡也即是自噬体-自噬溶酶体相关死亡,持续性自噬会最终导致细胞死亡。自噬性死亡也是细胞程序性死亡的一种,另外,凋亡和自噬性死亡现象往往同时发生在同一细胞,并且相互作用。比如自噬溶酶体中的蛋白酶释放会触发凋亡,或者溶酶体引起死亡受体的膜传输,影响凋亡信号通路等等[133,134]。因此,我们检测了 SNX13 敲除斑马鱼的心肌是否发生了凋亡。

　　目前已经有很多方法可以检测斑马鱼胚胎的凋亡情况。活体检测斑马鱼胚胎凋亡最常用的方法是吖啶橙染色,吖啶橙能透过细胞膜,与 dsDNA 结合能发出绿色荧光,而且能选择性染色凋亡细胞[135]。其他活体凋亡染色方法还有 Hoechst 33342 染色。此外,已固定的斑马鱼胚胎凋亡染色方法包括 TUNEL 法,但是对于发育 48 小时后的胚胎采用 TUNEL 法染色其非特异性染色很强,背景很杂,另外还有常用的方法就是免疫荧光染色,用单克隆抗体特异性识别激活型的片段 caspase 3[136,137]。研究实验,我们选择了活体的吖啶橙染色和固定胚胎的 anti-cleaved caspase 3 染色两种方法。活体吖啶橙染色后,我们统计了 MO-

SNX13 组和 MO - ctrl 组的心脏区域绿色荧光值,发现 SNX13 敲除组心脏区域的绿色荧光非常明显。然后,我们采用 cmlc2 - GFP 的转基因斑马鱼系,分离斑马鱼心脏后固定,再用 cleaved caspase 3 抗体免疫荧光染色,结合 cmlc2 - GFP 特异性标记心肌细胞,实验结果可见 cleaved caspase 3 在 MO - SNX13 组心肌细胞里的表达非常丰富。这些都证实了 SNX13 敲除的斑马鱼心肌细胞发生了明显的凋亡。

与此同时,我们在哺乳动物心肌细胞里重复了 SNX13 敲除会触发凋亡的结论。我们后续都以新生大鼠心肌细胞作为研究机制的实验细胞,并且选用 siRNA 序列采用 Lipofectamine RNAiMAX 试剂盒转染,也证实了其显著的转染效率和敲除效率。我们用了 DNA ladder 实验技术和 Annexin V - PE/7 - AAD 染色流式细胞仪分选技术,证实了 SNX13 敲除组的新生大鼠心肌细胞发生了显著的凋亡。

由此可以推出,SNX13 敲除引起心衰的病理生理机制可能是其触发了心肌细胞凋亡。

但是致心衰的机制有很多种,心肌细胞凋亡只是其中之一。我们无法排除 SNX13 敲除可能还通过其他机制引起心衰,但是至少 SNX13 敲除后心肌细胞凋亡的证据确凿,而且凋亡率与对照组相比也很显著。尽管在终末期扩心病的病人心脏里只检测到 0.08%~0.25% 的凋亡率(对照组为 0.001%~0.002%),但是这种适中的凋亡率却是持续存在于心衰心脏里[138,139]。并且有人用动物心衰模型证实了心肌细胞的凋亡自身就足够引起动物的心力衰竭[140]。他们构建了心肌特异性过表达激活型 caspase 8 的小鼠,小鼠心肌细胞一直处于适度的凋亡状态,8 周后发展成扩张型心肌病,2~6 月后小鼠死亡。这说明持续适度的心肌细胞凋亡最终会导致致死性心衰的发生。除此之外,SNX13 敲除的斑马鱼心肌细胞里也出现了大量的自噬体,自噬与凋亡共同存在。因此,可以认为,SNX13 敲除后,心肌细胞发生了凋亡和自噬,这最终导致了斑马鱼的心衰。

3.4.4　SNX13 敲除诱发细胞外源性凋亡途径

我们从组织层面和细胞层面均证实了 SNX13 敲除会诱发凋亡。弄清凋亡的具体途径和形式对于我们理解 SNX13 在细胞中的功能有很重要的指导意义。

凋亡是细胞程序性死亡的主要形式,是 DNA 损伤致细胞死亡的主要调控机制。凋亡对于生长发育过程中细胞数量增长也起着重要的调控作用[141]。凋亡的诱发主要通过两条途径。第一条途径是外源性途径,或者是胞浆途径,通常由死亡受体 Fas 介导发生[142]。外源性凋亡途径上的分子包括死亡受体、膜结合 Fas 配体、Fas 复合体、Fas 相关死亡结构域,以及 caspase 8 和 caspase 10,后两者就是激活下游 caspases 诱发凋亡的关键分子。第二条途径是内源性途径凋亡,或者是线粒体途径,发生在当某种因素刺激促使细胞色素 C 从线粒体释放到胞浆。内源性凋亡途径里最重要的调控分子就是 Bcl-2 家族蛋白,包括促凋亡成员,比如 Bax、Bak、Bad、Bid 等,以及抗凋亡成员,比如 Bcl-2、Bcl-W 等[143]。抗凋亡成员作用在于阻碍细胞色素 C 从线粒体转出,促凋亡成员就会在凋亡信号作用下被激活,然后转位至线粒体从而促发凋亡。在凋亡因素刺激下,线粒体外膜通透性增加,导致细胞色素 C 从线粒体释放出来。释放出来的细胞色素 C 立即与 Apaf-1 结合,然后进一步激活 caspase 9,然后激活下游的 caspase 3。因而,两条途径的共同点都是激活下游的 caspase 家族蛋白,这中间包括外源性途径中的激活型 caspase 8 以及内源性途径中的激活型 caspase 9,都是共同激活了 caspase 3,引起 caspase 激活 DNA 酶抑制剂的分解和 caspase 激活 DNA 酶的活化,从而促发细胞核凋亡[144]。

为了区分 SNX13 敲除诱发凋亡的途径,我们从外源性途径的

caspase 8 和内源性途径的 caspase 9 以及 caspase 3 出发。首先,我们采用了特异性针对 caspase 3/8/9 的化学抑制剂来阻碍不同 caspases 的激活。caspase 抑制剂有很多种,但是用于科研中的抑制剂常常是化学合成类的 caspase 抑制剂,比如特异性针对 caspase 8 的抑制剂 Z‐IETD‐FMK[145],特异性针对 caspase 9 的抑制剂 Z‐LEHD‐FMK[145,146],以及特异性针对 caspase 3/7 的抑制剂 Ac‐DEVD‐CHO[147,148]。因此,在这部分内容中,我们选用了上述三个抑制剂去作用 SNX13 敲除对斑马鱼的效应。另外,斑马鱼胚胎很小,药物容易透过细胞膜进入细胞发挥作用,所以我们选择胚胎外水环境给药。我们发现,对于 SNX13 敲除带来的斑马鱼胚胎心肌凋亡和斑马鱼心衰的效应,caspase 8 和 caspase 3 两者的抑制剂起到了显著的改善作用,而针对内源性途径上的 caspase 9 的抑制剂却作用不明显。这说明当阻断了外源性凋亡途径或者 caspase 最终途径时,SNX13 敲除后不再出现表型,那么 SNX13 敲除必然是主要启动了外源性途径的凋亡。为了得到这个结论,我们还检测了 SNX13 敲除与不敲除时上述三种 caspase 的激活型以及前体的蛋白表达水平,结果显示,SNX13 敲除后仅有激活型 caspase 8 和激活型的 caspasae 3 表达显著上升。此外,为了进一步了解内源性凋亡途径的情况,我们还分析了 SNX13 敲除后 Bcl‐2 家族成员(抗凋亡成员代表 Bcl‐2 和促凋亡成员代表 Bax)和细胞色素 C 蛋白是否发生了线粒体转位。结果显示,离体细胞的内源性 SNX13 敲除并未影响 Bcl‐2、Bax 以及细胞色素 C 的线粒体内外分布。上述种种结论表明,SNX13 敲除是主要启动了外源性途径凋亡,从而致心肌细胞凋亡和死亡,最终斑马鱼发生心衰。

　　既然 SNX13 敲除显著诱发细胞外源性途径凋亡,那么要弄清 SNX13 在心肌细胞里的生理功能,就需要分析 SNX13 究竟作用于外源性凋亡途径上的哪个阶段。在死亡刺激因素作用下,细胞膜上的膜结合

FasL 蛋白就和未激活的 Fas 复合物相互作用,形成死亡诱导信号复合物。该复合物包括 Fas 相关的死亡结构域蛋白和 caspase 8 和 caspase 10,作用在于激活 caspase 8,从而激活下游的 caspases 启动细胞凋亡[141]。在一些细胞中,无须上述复合物的形成,仅仅激活 caspase 8 就会触发凋亡[149]。因此,在下一章里,我们将进一步探索 SNX13 介导心肌细胞凋亡的机制。

第4章
SNX13 介导心肌细胞凋亡的机制

SNX13 敲除后斑马鱼出现了心衰,而且心肌细胞主要触发了外源性途径凋亡。细胞凋亡存在于许多心脏疾病的病理生理中,包括心衰和心肌梗死。凋亡的发生往往是由于细胞内抗凋亡因子与促凋亡因子之间的平衡被打破而导致的。而外源性凋亡途径主要是在死亡信号刺激下,由 FADD 和前体 caspase 8 组合形成 DISC 后启动。

ARC 是一个高表达并且特异表达心肌细胞的抗凋亡蛋白,最早被发现其会直接结合 caspase 8 抑制其活性,而不能结合 caspase 9 和 3,同时还能阻碍 DISC 复合物的形成,从而发挥抑制凋亡的作用。后来也发现 ARC 既能调控外源性凋亡途径,还能被磷酸化激活后转运至线粒体调控内源性凋亡途径,同时,ARC 缺失后心肌细胞的凋亡发生率显著升高,因此 ARC 作为心肌细胞特异性的抗凋亡因子越来越被大家重视。但是,生理状态下胞浆中的部分 ARC 是如何被调控的却还无人报道。

SNX13 作为分选蛋白家族成员之一,已知的 SNX13 的细胞内调控功能有两种,一是通过 RGS 结构域直接调控 G 蛋白信号通路,一是由 PX 结构域通过蛋白与蛋白之间的相互作用来调控膜蛋白的分选。SNX13 敲除引起的 caspase 8 激活与 ARC 的生理功能非常接近,那么

SNX13 是否会通过与 ARC 的蛋白互作关系来调控胞浆内的 ARC 转运,以至于 SNX13 缺失后丧失对 ARC 的调控从而诱发凋亡呢?

在本章内容中,我们检测了 SNX13 敲除是否会影响 ARC 的表达,并且用大量的细胞免疫荧光成像技术分析 SNX13 如何影响 ARC 的表达,另外构建了 SNX13 的不同结构域缺失突变体,详细解析 SNX13 调控 ARC 的作用位点。

4.1 材料和仪器

4.1.1 实验动物

本部分内容实验采用的斑马鱼和大鼠同第三章。

4.1.2 主要试剂

低熔点琼脂糖(上海生工生物公司)	甲基纤维素(Sigma - Aldrich 公司)
Tricaine(Sigam - Aldrich 公司)	吖啶橙染料(Sigma - Aldrich 公司)
Trizol 试剂(Sigma - Aldrich 公司)	抗激活型 caspase 3 多克隆抗体(Sigma - Aldrich 公司)
逆转录试剂盒(Takara 公司)	山羊血清(Gibco 公司)
实时荧光定量 PCR 试剂盒(Takara 公司)	Alexa Fluor Goat anti Rabbit 555 抗体(Invitrogen 公司)
普通 PCR 试剂盒(Takara 公司)	Trypsin(Gibco 公司)
凝胶回收试剂盒(Takara 公司)	DNase II(Sigma - Aldrich 公司)
T4 DNA 连接酶(Takara 公司)	collagenase type IV(Sigma - Aldrich 公司)
限制性内切酶 I(Takara 公司)	Brdu(Sigma - Aldrich 公司)
RNeasy Mini 试剂盒(Qiagen 公司)	RIPA(中)裂解液(碧云天生物技术研究所)
质粒小抽/大抽试剂盒(Qiagen 公司)	Protease Inhibitor Cocktail(Roche 公司)

NuPAGE® 4%～12% Bis Tris Gel 1.5 mm（预制胶，Invitrogen 公司）	ARC 抗体（Imgenex 公司）
NuPAGE® Sample Reducing Agent（还原剂，Invitrogen 公司）	LAMP1 抗体（Abcam 公司）
NuPAGE® LDS Sample Buffer（样品缓冲液，Invitrogen 公司）	Rab 5 抗体（CST 公司）
NuPAGE® MOPS SDS Running Buffer（电泳缓冲液，Invitrogen 公司）	EEA1 抗体（Abcam 公司）
NuPAGE® Transfer Buffer（转膜缓冲液，Invitrogen 公司）	Proteasome-Glo™ Chymotrypsin-Like Cell-Based Assay（Promega 公司）
蛋白分子量 marker（Thermo 公司）	Annexin V PE apoptosis Detection kit（ebioscience 公司）
丽春红染色液（碧云天生物技术研究所）	Protein A+G Agarose（碧云天生物技术研究所）
BCA 蛋白浓度测定试剂盒（碧云天生物技术研究所）	LysoTracker Deep Red（Invitrogen 公司）
SNX13 抗体（Abgent 公司）	蔗糖（Sigma - Aldrich 公司）
GAPDH 抗体（碧云天生物技术研究所）	cAMP-Glo Assay 试剂盒（Promega 公司）
β - actin 抗体（碧云天生物技术研究所）	

4.1.3　主要仪器

斑马鱼培养繁殖系统（EnvrioScience 公司）	激光共聚焦显微镜（Leica 公司）
体视显微镜（Leica 公司）	倒置显微镜（Leica 公司）
7900 定量 PCR 仪（ABI 公司）	不同规格移液器（Eppendorf 公司）
普通 96 孔 PCR 仪（ABI 公司）	流式细胞仪（Beckman 公司）
冰冻切片机（Leica 公司）	Beckman 超速离心机（Beckman 公司）
普通荧光显微镜（Leica 公司）	活细胞工作站（Leica 公司）
智能光照培养箱（ZGX - 300C）	

4.2　实　验　方　法

4.2.1　组织/细胞 Western blot

本部分实验方法同第一部分 western blot 方法。

所用抗体浓度为：SNX13 抗体（1∶1 000），GAPDH 抗体（1∶1 000），ARC 抗体（1∶1 000），caspase 8 抗体（1∶1 000），LAMP1 抗体（1∶1 000），Rab 5 抗体（1∶1 000），EEA1 抗体（1∶1 000），Flag 抗体（1∶1 000），β-actin 抗体（1∶1 000）。

4.2.2　新生大鼠心肌细胞分离与转染

本部分新生大鼠心肌细胞分离与转染方法同第二部分内容一致。

本部分所需转染的 siRNA 序列如下：

Rat-SNX13 (1) siRNA 序列：正向 CAGCCGGUGAUGAUUAUAUTT
反向 AUAUAAUCAUCACCGGCUGTT

Rat-SNX13 (2) siRNA 序列：正向 GAGGCCUUUAUGAACAUUATT
反向 UAAUGUUCAUAAAGGCCUCTT

Rat-SNX13 (3) siRNA 序列：正向 CCGAGCUUGACAUGUUAAATT
反向 UUUAACAUGUCAAGCUCGGTT

Rat-LAMP1 siRNA 序列：正向 GGGUCUACAUGAAGAAUGUTT
反向 ACAUUCUUCAUGUAGACCCTT

4.2.3　心肌细胞 RNA 分析

本实验的方法学同第一部分 RNA 提取，逆转录，定量 PCR 的步骤一致。本部分内容 PCR 所需的引物如下：

Rat‐ARC Forward sequence：AGAGGCCAGTGTAGGGGAAC

Rat‐ARC Reverse sequence：GCGCATCCAAGGCTTCATAC

Rat‐GAPDH Forward sequence：ACAGCAACAGGGTGGTGGAC

Rat‐GAPDH Reverse sequence：TTTGAGGGTGCAGCGAACTTT

4.2.4　蛋白酶活性检测

本实验采用 Proteasome-Glo™ Chymotrypsin-Like Cell-Based Assay 试剂盒。实验对象是 MG132 处理过的贴壁新生大鼠心肌细胞。操作按试剂盒说明书进行，简述如下：

1. 认真消化贴壁的心肌细胞，PBS 洗两次。离心取沉淀。用细胞计数板计数。保证 96 孔板每孔细胞数一致并在 10 000—20 000 范围。每孔细胞悬液为 100 μl 体积。每个实验组重复三孔。

2. 提前按试剂盒说明配制反应物，置于室温下。向每孔细胞加入 100 μl 的反应液。700 rpm 避光混匀 2 分钟。接着在室温下孵育 10 分钟。

3. 用化学发光仪读取每孔发光值。

4.2.5　病毒载体构建与转染

本实验也是腺病毒构建，构建方法和心肌细胞感染方法同第二部分内容方法一致。构建载体为含 ARC 目的基因的质粒，由北京中科院李培峰教授赠送。

4.2.6　流式细胞仪凋亡检测

本实验所用试剂盒和方法学同第三章 3.2.17 中的流式细胞仪检测凋亡步骤一致。

4.2.7　mRNA 体外转录

按第 2 章内容方法学,用特异引物扩增含 ARC 目的基因的 DNA 模板,克隆到含启动子 SP6 的载体上,再将质粒酶切线性化。按以外反应体系体外转录合成 mRNA:

2 x NTP/CAP	10 μl
10 x 反应缓冲液	2 μl
DNA 模板	1 μg
SP6 聚合酶	2 μl
用 DEPC 水加体系至 20 μl	

体系混匀于 37℃反应 2 小时,再加入 1 μl TURBO - DNA 酶,于 37℃再反应 15 分钟。加 30 μl 的 DEPC 水和 30 μl 的氯化锂沉淀溶液,混匀于 −20℃静置 1 小时,4℃ 10 000 g 离心 15 分钟沉淀 mRNA。最后用 70%乙醇洗涤沉淀,用 DEPC 水溶解 RNA,测浓度,−80℃保存。

4.2.8　显微注射

本处显微注射方法同第一部分的显微注射步骤相同,注射内容包括 MO - ctrl、MO - SNX13、以及 ARC mRNA。

4.2.9　免疫共沉淀(CO - IP)

1. 提取全蛋白。取 SD 大鼠心室肌组织,如第一部分裂解组织蛋白方法一样,加 1 ml 含蛋白酶抑制剂的裂解液裂解组织匀浆提取蛋白,冰上静置 30 分钟,12 000 g 4℃离心 10 分钟,取上清。

2. 去除非特异性。向裂解液里加入适量 Protein A+G Agarose,混匀,4℃摇床 2 小时,1 000 g 离心 5 分钟,取上清继续后续实验。(细

胞免疫共沉淀不需要此步骤)

3. 抗体孵育。将裂解液分为四份,其中一份裂解液作为阳性对照,另外三份按 1∶50 的浓度分别加入免疫共沉淀的两个抗体,和阴性对照用的 IgG。混匀,4℃摇床过夜。

4. Beads 吸附。次日,向三份加抗体和 IgG 的裂解液里加入适量 Protein A+G Agarose,混匀,4℃摇床 4 小时,1 000 g 离心 5 分钟。弃上清。

5. SDS - PAGE 电泳。向沉淀加入上样缓冲液,做 SDS - PAGE 电泳。

4.2.10　细胞免疫荧光染色

1. 准备细胞。提前用 1% Geletin 包被 24 孔玻璃底培养板。铺细胞,至转染固定时细胞密度保持在 70%～80% 左右。

2. 固定,透膜,封闭。PBS 洗两次细胞,加入新鲜配制的 4% PFA 液室温固定 15 分钟。再用 PBS 洗两次,加入含 0.1% Triton X - 100 的 PBS 液室温透膜 10 分钟。吸掉透膜液,接着加入含 0.1% Triton X - 100 和 5% 山羊血清的 PBS 室温封闭 30 分钟。

3. 免疫染色。封闭完的细胞,用一抗稀释液(含 0.1% Triton X - 100 和 1% 山羊血清的 PBS)按不同浓度配制一抗,每孔加入 50 μl 左右抗体,室温孵育 1—2 小时。回收抗体,PBS 摇床洗 3 次,每次 5 分钟。再用二抗稀释液(同一抗稀释液)按不同浓度配制荧光二抗,每孔加入 50 μl 左右抗体,室温孵育 1 小时。回收抗体,PBS 摇床洗 3 次,每次 5 分钟。

一抗浓度为:SNX13 抗体(1∶100),ARC 抗体(1∶100),EEA1 抗体(1∶300),Flag 抗体(1∶500)。二抗为 Alexa Fluor 的抗体,浓度据均为 1∶300。

其中,LysoTracker 染色时,用培养基配制染色液,含 LysoTracker 浓度为 50 nM,加入细胞里,培养箱中孵育 20 分钟,用 PBS 洗两次后继续后续的固定透膜封闭等染色过程。

4. 成像。采用 Leica SP5 共聚焦显微镜成像,63 倍油镜。采集图像后,用 ImagePro Plus 软件内置共定位模块分析图片的共定位情况。

4.2.11　早期内小体组分分离

1. 匀浆细胞。取计数 10^7 左右培养的新生大鼠心肌细胞,胰酶消化,4℃ PBS 洗两次,600 g 离心 5 分钟,收集细胞沉淀。将沉淀用裂解液重悬(裂解液配方为,3 mM 咪唑,250 mM 蔗糖,0.5 mM EDTA,pH 7.4),在玻璃匀浆器里匀浆 25 次。将匀浆后液体在 4℃ 3 000 rpm 离心 10 分钟。沉淀为细胞碎片和细胞核组分,取上清。保留一份上清用作最后的阳性对照。

2. 蔗糖梯度离心。在上清中加蔗糖原液调至成含 40.6% 蔗糖的细胞组分液,同时配制 35% 和 25% 的蔗糖溶液。取 14 ml 的配套超速离心管,依次小心加入 2 ml 细胞组分液,6 ml 35% 蔗糖溶液,4 ml 25% 的蔗糖溶液,用 Beckman 的 SW41Ti 水平转子,于 108 000 g 4℃ 离心 3 小时。结束后收集 35% 和 25% 蔗糖中间层的液体,即为含膜结构的悬液。

3. 免疫吸附。将膜结构悬液分为两份,一份加入 Rab 5 抗体(1∶50),一份加入 IgG(1∶50),混匀 4℃ 摇床过夜。Rab 5 抗体能特异吸附早期内小体。次日,向每份加入 50 μl 用 1% BSA 4℃ 预处理的 Dynabeads,4℃ 摇床结合 6 小时。3 000 rpm 离心 5 分钟,收集 beads - 抗体-早期内小体复合物。

4. SDS - PAGE 电泳。对该复合物进行 SDS - PAGE 电泳。最后检测用的抗体为 SNX13 抗体(1∶1 000),ARC 抗体(1∶1 000),EEA1 抗体(1∶1 000),Rab5 抗体(1∶1 000),β- actin 抗体(1∶1 000)。

4.2.12　H9C2 细胞培养

H9C2 细胞购买自美国 ATCC 机构。培养基为高糖 DMEM+10%

FBS。每三天传代一次。

4.2.13　缺失突变体构建

SNX13 全长由四个主要的结构域构成,本实验构建各自结构域缺失的突变体,大致实验步骤如下:

按照上述提到的分子生物学方法获取人 SNX13 的从 cDNA。查找 ncbi 数据库,根据 DNA 上不同酶切位点,分析并设计构建缺失突变体的引物。分别 PCR 扩增出突变体两端的 DNA 片段,再用连接酶连接,转化扩增连接产物 DNA,将 DNA 插入含 flag 的质粒载体中。并由上海桑尼生物公司 DNA 测序。测序成功即大量扩增突变体质粒,用于后续 CO - IP,转染细胞之用。

4.2.14　细胞 cAMP 检测

本实验采用 Promega 公司的 cAMP - Glo Assay 试剂盒。实验对象为异丙肾上腺素处理过的新生大鼠心肌细胞,严格按照试剂盒说明书进行操作,简单步骤如下:

1. 准备细胞。将 SNX13 干扰后 48 小时的新生大鼠心肌细胞消化下来,计数,重新铺到白底 96 孔板内,每孔细胞约 20 000 个。每个实验组重复三孔。

2. 诱导细胞。次日,细胞分为异丙肾上腺素诱导组合对照组,诱导组加含 10 μM 异丙肾上腺素的 PBS 处理 30 分钟,对照组加等量 PBS。

3. 裂解,反应,测量。按试剂盒说明书,依次进行细胞裂解,终止裂解,反应。最后用发光光度计测量自发光强度。

4.2.15　荧光能量共振转移(FRET)

本实验对象是新生大鼠心肌细胞,实验原理是细胞内源性 cAMP

能激活 Epac,所以我们用了生物传感分子 ICUE1 质粒(由霍普金斯大学 Zhang Jin 教授赠送)。质粒编码蛋白的核心是 Epac 序列,两端分别为 CFP 蛋白序列和 YFP 序列,因此在不同荧光激发下根据 FRET 值可以实时反应细胞内的 cAMP 值。实验步骤和方案参考之前的报道[150, 151],简单实验步骤如下:

1. 准备细胞。心肌细胞经 SNX13 - siRNA 干扰 48 小时后,用 Lipofectamine 2000 转染 ICUE1 质粒,表达 24 小时后,细胞用异丙肾上腺素(ISO)处理激发 cAMP 水平。同时增加阳性对照组,即用 β1 和 β2 肾上腺素受体抑制剂抑制细胞对 ISO 的反应。

2. 成像,分析。将细胞培养皿转移至活细胞工作站,维持 37℃ 和 5% CO_2 的环境。用针对 CFP 和 YFP 的双通道采集荧光曝光时间设置为 200 ms,每 8 秒采集一次图像。最后对采集结果扣除背景,生成 cyan/yellow 比值。导出时间比值曲线,统计不同组之间的差异。

4.2.16　统计学分析

所有数据分析均采用 mean±s.e.m 的方法进行。所有实验的标注中,N 代表样本数量,n 代表实验重复次数。组与组之间比较采用的统计学方法为非配对 t 检验或者单向方差分析。数据分析均在 graphpad 软件中操作,$P < 0.05$ 表示差异显著,具有统计学意义。

4.3　结　　果

4.3.1　SNX13 敲除会下调心肌特异性抗凋亡分子 ARC 蛋白的表达

SNX13 敲除引起的心肌细胞凋亡是源于 caspase 8 分子的激活。而生理状态下 caspase 8 是以前体未激活状态存在的,是在众多稳定因素共同作用下维持其未激活状态的。ARC(Apoptosis repressor with caspase recruitment domain，caspase 募集域的凋亡抑制因子)，是一个在心肌细胞、横纹肌细胞等中特异高表达的抗凋亡蛋白，具有抗心肌凋亡的作用。生理状态下，磷酸化的 ARC 与 pro-caspase 8 结合，使之不被激活，从而抑制凋亡。接下来，我们继续探索 SNX13 敲除引起的细胞凋亡甚至是心力衰竭是否由 ARC 蛋白的异常来介导的。

首先，我们提取了 TAC 致心衰的大鼠心肌组织和对照组的全蛋白，采用 western blots 分别检测了各自的 ARC 蛋白水平。如图 4-1 所示，心衰样本组织与对照组比较，ARC 的蛋白表达显著下调。鉴于心衰组织中 SNX13 同样下调，说明 SNX13 下调与 ARC 的表达减弱有一定联系。

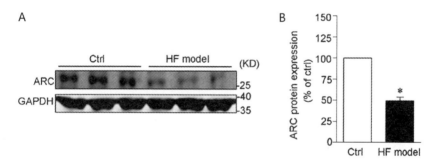

图 4-1　TAC 心衰大鼠心肌组织(HF model)和对照组(Ctrl)的 ARC 蛋白水平差异

A 为典型 western blot，B 为三次实验的 ARC 蛋白表达水平的统计结果。＊P＜0.05

于是我们提取了 SNX13-siRNA 处理 48 小时后新生大鼠心肌细胞和对照组的全蛋白，western blots 分析 ARC 蛋白水平。如图 4-2 所示，SNX13 敲除后显著下调了 ARC 的蛋白表达水平。这表明 SNX13 的敲除确实导致了 ARC 蛋白水平的下调。

4.3.2　SNX13 敲除加速了 ARC 蛋白的溶酶体降解途径

SNX13 是一种细胞内分选蛋白，它的敲低确实能下调 ARC 蛋白水平，但其对于 ARC 蛋白的调控环节还需要进一步探索。

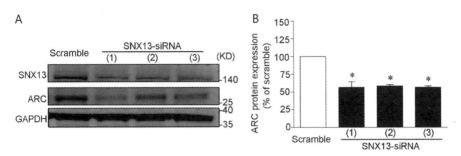

图 4‑2　新生大鼠心肌细胞敲除 SNX13 后的 ARC 蛋白水平变化结果

A 为典型 Western Blot；B 为三次实验结果的 ARC 蛋白表达水平的统计结果。＊$P<0.05$，与 Scramble 组比较

　　我们提取了 TAC 心衰大鼠心肌组织和 SNX13 敲除新生大鼠心肌细胞及其各自对照组的总 mRNA，采用实时定量 PCR 的方法检测了它们的 ARC mRNA 水平。如图 4‑3 所示，TAC 心衰大鼠心肌组织和 SNX13 敲除新生大鼠心肌细胞的 ARC mRNA 水平与对照组均无差异。这意味着 SNX13 分选蛋白对于 ARC 蛋白的调控是转录后调控方式。

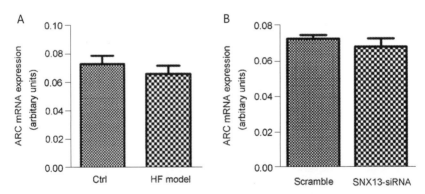

图 4‑3　TAC 心衰大鼠心肌组织（HF model）和 SNX13 敲除新生大鼠心肌细胞（SNX13‑siRNA）的 ARC mRNA 水平

A 为心肌组织，Ctrl 组 $N=4$，心衰组 $N=4$。B 为新生大鼠心肌细胞，三次实验结果

　　转录后调控的关键环节在于稳定蛋白质还是加速蛋白质的降解，而 ARC 是胞内蛋白，胞内蛋白的降解往往是通过泛素‑蛋白酶体途径降解

的。但是 SNX13 作为一种分选蛋白,分选蛋白的作用点在于调节细胞膜蛋白的分选、回收,并决定是否促进其溶酶体途径降解。因此,为确定 SNX13 缺失究竟是加速了 ARC 的溶酶体途径降解还是蛋白酶体途径降解,我们选用了特异性的溶酶体抑制剂(Balfilomycin A1)和溶酶体结构蛋白 LAMP1 的 siRNA 序列。一方面,我们用 SNX13 - siRNA 转染新生大鼠心肌细胞 24 小时后,在其培养基中分别加入 Balfilomycin A1 (100 nM)和溶剂 DMSO,再经 48 小时后收集细胞检测 ARC 的蛋白表达水平。另一方面,我们将 LAMP1 - siRNA 或者对照序列与 SNX13 - siRNA 共转染新生鼠心肌细胞,72 小时后收集细胞检测 ARC 的蛋白表达水平。如图 4 - 4 所示,单独敲除 SNX13 后,新生鼠心肌细胞的 ARC 水平显著下调,但是再经溶酶体抑制剂 Balfilomycin A1 处理或者与 LAMP1 - siRNA 共转染时,SNX13 敲除致使 ARC 下调的趋势得到显著纠正。

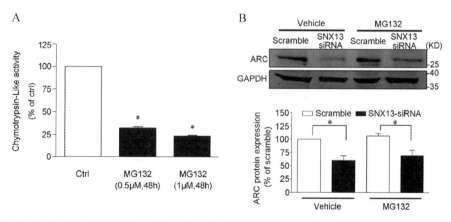

图 4 - 4　蛋白酶体抑制剂 MG132 处理对 SNX13 敲除心肌细胞的 ARC 蛋白水平的影响

图 A 为新生大鼠心肌细胞经 0.5 μM 和 1 μM 浓度 MG132 处理 48 小时后蛋白酶活性的结果,与对照组相比,两浓度都能显著减弱蛋白酶活性,∗ P<0.05 与 Ctrl 组比较。B 为新生大鼠心肌细胞转染 SNX13 - siRNA 后 24 小时,再用 MG132 0.5 μM 处理 48 小时后细胞的 Western Blot 结果,上图为典型 Western Blot 条带,下图为统计数据,∗ P<0.05 与各自的 Scramble 组比较

　　为明确 SNX13 敲除细胞 ARC 下调是否有蛋白酶体降解途径参与，我们选用了特异性的蛋白酶体抑制剂 MG132。首先，我们用蛋白酶活性检测试剂盒检测了不同浓度 MG132 作用下新生鼠心肌细胞的蛋白酶活性，如图 4 - 5A 所示，0.5 μM 浓度的 MG132 作用 48 小时就能显著降低蛋白酶活性，即抑制蛋白酶体的生理功能。因此，后续实验我们采用了 0.5 μM 浓度的 MG132。于是，我们在 SNX13 - siRNA 转染 24 小时的新生鼠心肌细胞培养基中加入 MG132(0.5 μM)，48 小时后收集心肌细胞蛋白，同理 Western Blot 检测 ARC 蛋白的表达水平。如图 4 - 5B 所示，MG132 加药与否都不能有效纠正 SNX13 敲除所致 ARC 蛋白下调。这意味着蛋白酶体降解途径在 SNX13 敲除致 ARC 蛋白下调的过程中无明显作用。

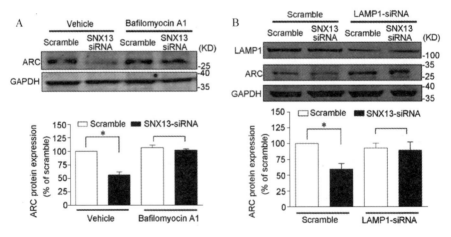

图 4 - 5　SNX13 敲除的新生鼠心肌细胞经 Bafilomycin A1(Ba - A1)处理和 LAMP1 -
**　　　siRNA 转染后 ARC 的蛋白水平变化**

　　A 为 SNX13 - siRNA 转染后 24 小时加入 Ba - A1(100 nM)，48 小时后收集蛋白 Western Blot 检测 ARC 蛋白水平，其中上图为 Western Blot 图，下图为统计结果。* P<0.05 与各自 Scramble 组比较。B 为 SNX13 - siRNA 与 LAMP1 - siRNA 共转染 72 小时后收集细胞蛋白 Western Blot 检测 ARC 蛋白水平，上图为 Western Blot 图，下图为统计结果。* P<0.05 与各自 Scramble 组比较

　　综上所述，ARC 是心肌特异性的抗凋亡分子，SNX13 敲除主要加速了 ARC 蛋白的溶酶体途径降解，致使 ARC 蛋白水平显著下调。

4.3.3 SNX13 缺失引起的凋亡和心力衰竭缘于 ARC 蛋白水平的下调

由上述可知,SNX13 敲除能促进特异性的心肌抗凋亡蛋白 ARC 蛋白经溶酶体途径降解。为明确 ARC 蛋白下调是否是 SNX13 敲除所致心肌细胞凋亡和斑马鱼心力衰竭这些结局的缘由,我们因此安排了以下的功能恢复实验。

首先,我们采用 ARC 表达腺病毒感染新生大鼠心肌细胞的方法来明确过表达 ARC 蛋白是否能纠正 SNX13 敲除引起的细胞凋亡。我们按照心肌细胞与病毒颗粒数之比(病毒转染 MO 值)为 1∶100 的滴度转染 SNX13 - siRNA 表达 24 小时的心肌细胞,48 小时后收集心肌细胞并 western blot 检测 SNX13 蛋白的表达水平和 ARC 蛋白的表达水平。如图 4 - 6A 所示,SNX13 的蛋白水平在 SNX13 - siRNA 组敲低效率理想,同时,ARC 病毒感染后的实验组的 ARC 蛋白水平显著上升,提示 ARC 病毒效率理想。接着,我们同样收集了上述各组别的新生大鼠心肌细胞,经 Annexin V PE/7 - ADD 试剂盒染色后,采用流式细胞仪检测细胞的凋亡情况。如图 4 - 6B

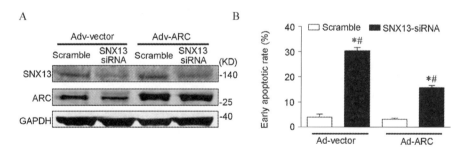

图 4 - 6 ARC 过表达对 SNX13 敲除心肌细胞的早期凋亡率影响

A 图为 ARC 病毒感染新生大鼠心肌细胞后 48 小时的 western blot 结果。含 ARC 目的基因的腺病毒按 MO 值 1∶100 的感染滴度处理心肌细胞,48 小时后,无论 SNX13 干扰与否,ARC 蛋白水平显著升高。B 图为 Annexin V PE/7 - ADD 试剂盒染色后,经流式细胞仪细胞分选后的早期凋亡数据统计图。＊$P < 0.05$ 与各自的 scramble 组比较,♯$P < 0.05$ 与其他所有组比较

所示,流式分选数据经统计后可见,ARC 病毒感染后细胞自身的早期凋亡率未见异常,但是 ARC 蛋白过表达却能显著下调 SNX13 敲除心肌细胞的早期凋亡率。这就间接证明了,SNX13 敲除正是显著下调了抗凋亡蛋白 ARC 后,激活 pro-caspase 8,继而引起心肌细胞发生凋亡。

接着,我们利用斑马鱼模式动物在体研究 SNX13 敲除所致心衰是否由 ARC 蛋白的下调引起。我们设计了斑马鱼特异的 ARC mRNA 序列,为了能使斑马鱼受精卵注射其序列后能瞬时在体过表达 ARC 蛋白。我们将 ARC mRNA 序列以及无效序列,分别与 SNX13 反义寡核苷酸序列(即 MO - SNX13)一同显微注射进斑马鱼受精卵中,经 48 小时胚胎发育后,收集胚胎进行心肌凋亡的检测与心功能的测量。

我们对 MO - SNX13 组和外源性 ARC 过表达的 MO - SNX13 组斑马鱼进行吖啶橙染色,观察各自心脏区域的凋亡染色情况。如图 4 - 7A 和 4 - 7B 所示,有 ARC 过表达的 MO - SNX13 组斑马鱼,其心脏区域的吖啶橙荧光信号强度明显低于淡出 MO - SNX13 组,也即 ARC 过表达能改善 MO - SNX13 斑马鱼的心肌凋亡趋势。另外,我们采用高速共聚焦线扫方法分析了 MO - ctrl 组,ARC 单纯过表达组,MO - SNX13 组以及外源性 ARC 过表达的 MO - SNX13 组斑马鱼的血流动力学情况。如图 4 - 7C 所示,MO - SNX13 组的斑马鱼其每搏输出量和心输出量均显著低于对照 MO - ctrl 组,但过表达 ARC 后的 MO - SNX13 组,其每搏输出量和心输出量都显著恢复到接近对照组水平。

鉴于 ARC 过表达能有效纠正 SNX13 敲除引起的心脏各类表型,因此,SNX13 敲除所致的新生鼠心肌细胞凋亡和斑马鱼心衰均是由于其显著下调了抗凋亡蛋白 ARC 的表达。

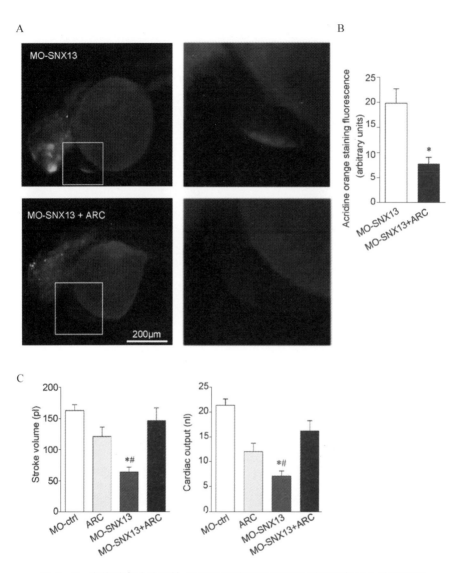

图 4-7　在体过表达外源性 ARC 蛋白能改善 SNX13 敲除引起的心功能异常

A 图为单纯 SNX13 敲除,SNX13 敲除与 ARC 过表达两组斑马鱼胚胎发育 48 小时的吖啶橙染色典型结果。白色方框为心脏区域,右图为各自心脏区域放大

B 图为 A 图的心脏区域吖啶橙染色的荧光强度统计,每组 $N=6$, * 即 $P<0.05$。

C 图为 ARC 过表达对 SNX13 敲除斑马鱼胚胎 48 小时后的心功能影响数据统计结果,左图为每搏输出量结果,右图为心输出量结果,每组 $N=15$, * 即 $P<0.05$,与对照组 MO-ctrl 相比,♯即 $P<0.05$,与其他所有组相比

4.3.4　SNX13 通过内小体系统调控 ARC 的胞内转运

SNX13 敲除能促进 ARC 蛋白的溶酶体途径降解,继而诱发凋亡。为了探索 SNX13 的缺失究竟如何来调控 ARC 蛋白的胞内转运,我们采用了免疫共沉淀技术和大量细胞影像学技术来研究 SNX13 蛋白与 ARC 蛋白之间的互相作用关系。

首先,我们提取新鲜的成年大鼠心肌组织蛋白,运用免疫共沉淀(CO‐IP)方法以及特异性识别大鼠 SNX13 和大鼠 ARC 的抗体,研究细胞内生理状态下 SNX13 蛋白和 ARC 蛋白的结合情况。如图 4‐8 所示,心肌组织内源性 SNX13 蛋白和 ARC 蛋白之间 CO‐IP 互作实验阳性,提示两者蛋白之间存在空间物理结合。

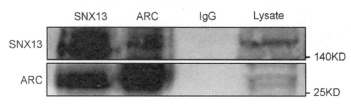

图 4‐8　大鼠心肌组织内源性 SNX13 蛋白和
ARC 蛋白的 CO‐IP 结合实验结果

SNX13 是一种细胞内分选蛋白,通过 PX 结构域能结合到早期内小体上,发挥其细胞内蛋白质分选功能。然后,我们选用了 H9C2 细胞(一种大鼠心脏组织的亚克隆系)进行细胞免疫荧光染色,来分析内源性 SNX13 蛋白、ARC 蛋白以及 EEA1 蛋白(早期内小体特异性标志物)的细胞内分布情况,从而明确 SNX13 对 ARC 的调控机制。我们分别用特异性识别 SNX13、ARC 以及 EEA1 的抗体两两免疫荧光染色,在共聚焦显微镜下观察他们的相互细胞内定位方式,并分析统计两两之间的共定位情况。如图 4‐9A 和 4‐9B 所示,内源性 SNX13 与 EEA1 之间存在较高的共定位,SNX13 蛋白与 ARC 之间,EEA1 与 ARC 之间也存在

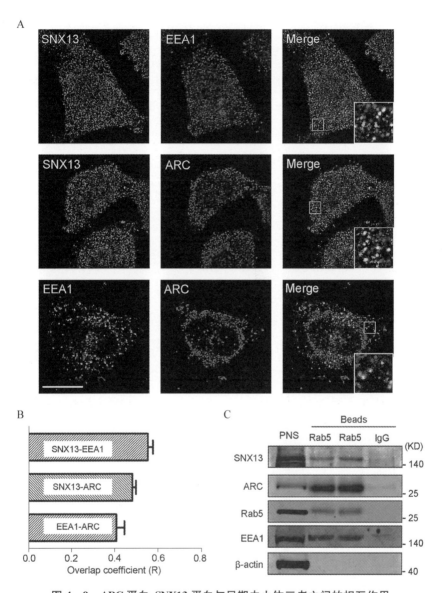

图 4－9　ARC 蛋白,SNX13 蛋白与早期内小体三者之间的相互作用

A 图为 H9C2 细胞的细胞免疫荧光染色结果,细胞内 SNX13 与 EEA1(早期内小体特异性标志),SNX13 与 ARC,EEA1 与 ARC 之间均存在一定的共定位,白线方框为局部放大,Bar 值为 20 μm。B 图为三者蛋白之间的免疫荧光共定位分析结果。C 图为新生大鼠心肌细胞经蔗糖梯度离心和免疫吸附方式纯化的早期内小体的 western blot 结果。其中检测了 ARC 蛋白,SNX13 蛋白以及 EEA1 蛋白,并且用 β－actin 抗体验证了早期内小体分离的纯度。PNS 即细胞去核后的上清,也是蔗糖梯度离心的上样样本一定的共定位。除此之外,为进一步明确 ARC 蛋白与 SNX13 蛋白和早期内小体的定位和物理结合情况,我们分离新生大鼠的心肌细胞,蔗糖梯度超速离心分离亚细胞器组分,从膜组分中用 Rab5 抗体特异性识别纯化出早期内小体成分,再 Western blot 检测该成分中的 ARC、SNX13 和 EEA1。如图 4 - 9C 所示,纯化的早期内小体组分中含有高峰度的 ARC 蛋白,以及 SNX13 蛋白、EEA1 蛋白。这些说明了,SNX13 蛋白能与 ARC 蛋白结合,并且在早期内小体中调控 ARC 蛋白的转运。

我们明确了生理状态下 SNX13 与 ARC 在早期内小体中的相互作用,接着,我们探究了 SNX13 敲除下 ARC 的胞内转运情况。在 H9C2 细胞干扰 SNX13 后,我们用 ARC 抗体识别内源性 ARC 蛋白,用 SNX13 抗体判断 SNX13 的敲低效率,以及用 LysoTracker 探针特异识别细胞内溶酶体,并且我们对细胞的 ARC 与 LysoTracker 染色进行共定位分析。如图 4 - 10 所示,对照组 ARC 与溶酶体探针 LysoTracker 少有定位,但 SNX13 敲除后,ARC 与 LysoTracker 的定位显著性升高。这意味着 SNX13 敲除后,ARC 蛋白大量转运至细胞溶酶体中,这也解释了 SNX13 敲除后促进 ARC 蛋白的溶酶体途径降解的原因。

综上所述,SNX13 与 ARC 蛋白在早期内小体内相互作用,并且 SNX13 调控着 ARC 蛋白的细胞内转运。因此,SNX13 缺失后,ARC 蛋白缺少 SNX13 的调控,大量转运至溶酶体中降解,继而诱发凋亡。

4.3.5 SNX13 通过 PXA 结构域介导 ARC 的胞内转运

为了进一步了解 SNX13 蛋白调控 ARC 蛋白胞内囊泡转运的作用方式,我们接下来试图探索 ARC 与 SNX13 蛋白的结合位点。

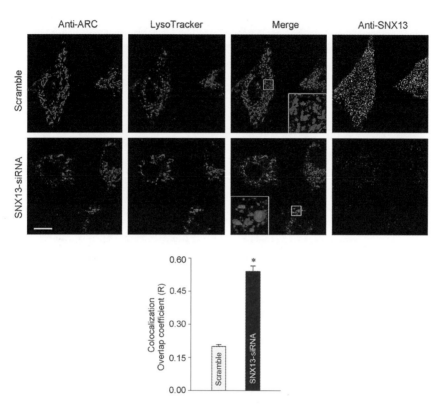

图 4-10　SNX13 敲除前后 ARC 蛋白与溶酶体探针 LysoTracker 的共定位情况

上图为 H9C2 细胞在 SNX13 敲除前后 ARC 与 LysoTracker 的细胞内染色情况。白色方框为局部放大，Bar 值为 25 μm。下图为 ARC 蛋白染色与 LysoTracker 染色的共定位分析统计结果，* $P<0.05$ 与 scramble 组比较

首先，我们研究分析了 SNX13 蛋白的结构域。SNX13 主要由四个结构域构成，分别为 PXA 结构域（PX 相关结构域，氨基酸序列为 1—96），RGS 结构域（氨基酸序列为 97—284），PX 结构域（氨基酸序列为 373—513），以及 PXC 结构域（C 末端结构域，氨基酸序列为 779—808）。我们构建了上述四个结构域的各自缺失突变体，并且均带有 Flag 标签（位于氨基酸 968 之后）。如图 4-11 所示，四个缺失突变体分别命名为 ΔPX、ΔRGS、ΔPXA 以及 ΔPXC。

然后，我们将上述单独结构域缺失突变体分别转染到分离的新生

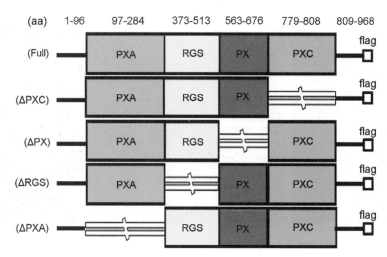

图 4 - 11　SNX13 蛋白全长以及四个缺失突变体的结构剖析图

aa 即氨基酸序列

大鼠心肌细胞中,24 小时表达后,提取细胞总蛋白,选用 ARC 抗体和 Flag 标签抗体进行免疫共沉淀,分析四个缺失突变体与细胞内源性 ARC 的结合情况,用以判断 ARC 与 SNX13 的结合位点。如图 4 - 12 所示,Flag 抗体能识别到四个缺失突变体,且除 ΔPXA 缺失突变体与 ARC 免疫共沉淀阴性以外,其余三个缺失突变体都能与 ARC 蛋白免疫共沉淀。这意味着 PXA 结构域是 SNX13 与 ARC 蛋白的关键结合位点。

接着,我们研究了 SNX13 的四个缺失突变体的生理功能,以进一步确定 PXA 结构域的关键性。一方面,我们把四个缺失突变体和空载体质粒分别转染到 H9C2 细胞里,48 小时表达后,进行细胞免疫荧光成像,其中用 ARC 抗体标记内源性 ARC 蛋白的定位,用 LysoTracker 探针标记细胞溶酶体,用 Flag 抗体标记分别四个缺失突变体和空载体质粒的细胞表达情况,采用共聚焦荧光显微镜观察后,统计分析 ARC 和 LysoTracker 染色的共定位效率。如图 4 - 13 所示,四个缺失突变体和

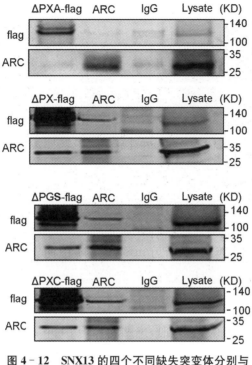

**图 4 - 12　SNX13 的四个不同缺失突变体分别与
ARC 蛋白的免疫共沉淀结果**

Lysate 即细胞总蛋白作为阳性对照,IgG 作为阴性对照

空载体质粒转染细胞后,仅有 PXA 结构域的缺失突变体即 ΔPXA 组,其 ARC 与 LysoTracker 染色显著共定位。ΔPXA 突变体过表达后 ARC 在细胞内的转位效应与 SNX13 敲除完全相同。

另一方面,我们将四个缺失突变体和空载体质粒转染到分离的新生大鼠心肌细胞中,48 小时表达后,western blot 检测心肌细胞中的 ARC 蛋白,caspase 8 的前体蛋白(pro-caspase 8)和激活型蛋白(cleaved caspase 8)表达水平。如图 4 - 14 所示,四个缺失突变体中,仅有 ΔPXA 组的 ARC 蛋白水平显著下调,同时激活型 caspase 8 即 cleaved caspase 8 表达水平显著升高。ΔPXA 突变体过表达对 ARC 蛋白表达水平和对 caspase 8 激活的效应与 SNX13 敲除的结果完全相同。

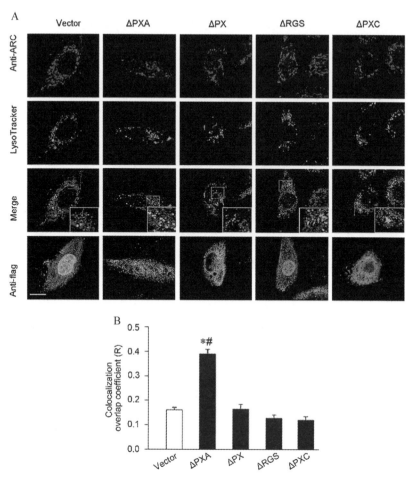

图 4 - 13 SNX13 的不同结构域缺失突变体转染 H9C2 细胞后 ARC 蛋白与溶酶体探针染料 LysoTracker 的共定位情况

A 图为 H9C2 细胞转染空载体质粒 Vector 和 ΔPX、ΔRGS、ΔPXA 以及 ΔPXC 等缺失突变体后的细胞免疫荧光染色情况,其中仅有 ΔPXA 组的 ARC 和 LysoTacker 染色高度共定位。其中 ARC 标记为红色,LysoTracker 标记为绿色,flag 抗体成像标记为灰色用以显示细胞转染情况,白色方框显示局部放大,Bar 值为 20 μm。B 图为 A 图的 ARC 和 LysoTacker 的共定位分析统计结果。* 即 $P < 0.05$,与 Vector 组比较,# 即 $P < 0.05$,与其他四组比较

综上所述,SNX13 蛋白通过其 PXA 结构域调控 ARC 蛋白的细胞内转运。PXA 结构域突变与 SNX13 敲除的效应类似,促进 ARC 蛋白转运至溶酶体中被降解,削弱前体 caspase 8 的稳定性,从而激活 caspase 8,启动外源性凋亡途径发生。

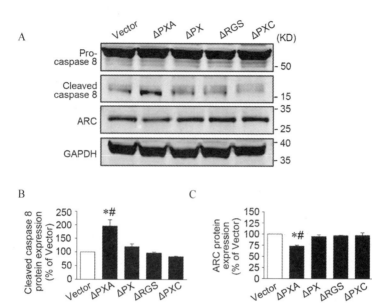

图 4‑14　SNX13 的不同结构域缺失突变体转染新生大鼠心肌细胞后 ARC 蛋白和前体/激活型 caspase 8 蛋白的表达水平差异

A 图为典型的 western blot 图。B 图为 cleaved caspase 8 的蛋白水平统计结果，C 图为 ARC 蛋白水平统计结果，* $P<0.05$ 与 vector 组比较，♯ $P<0.05$ 与其他组比较

4.4　讨　论

本章详细研究了 SNX13 在心肌凋亡中的作用方式，发现了 SNX13 敲除促使 ARC 蛋白溶酶体途径降解，后者被动激活 caspase 8 从而触发凋亡。① SNX13 敲除致使抗心肌凋亡分子 ARC 表达下调；② SNX13 敲除促使 ARC 经溶酶体途径降解；③ SNX13敲除引起的凋亡和心衰由 ARC 的下调所致；④ SNX13 调控 ARC 的胞内转运；⑤ SNX13的 PXA 结构域为调控 ARC 的关键位点。

4.4.1　SNX13 敲除致 ARC 表达下调

凋亡是个受到高度调控的病理生理过程,在一系列应激和疾病的发生发展中往往起着关键作用,当然,也包括心衰的进程。凋亡分为外源性凋亡途径和内源性凋亡途径。尽管这些途径都是由死亡刺激因素或者促凋亡分子的活性来调控,另外一个很重要的调控能力在于针对各个途径不同环节的内源性抗凋亡分子[152]。对程序性细胞死亡的调控机制关键在于凋亡不同途径不同环节的抗凋亡因素和凋亡诱发因素两者之间的平衡[153]。同样,在凋亡发生的机制中蛋白与蛋白之间的交联也起着非常重要的作用。比如,c - FLIP 能结合 Fas 相关死亡结构域(FADD)和前体 caspase 8,抑制 CD95 介导的死亡诱导信号复合物(DISC)的形成,阻碍前体 caspase 8 的招募与激活,因而抑制外源性凋亡途径[154]。Bcl - 2 是作用很强的抗凋亡蛋白,能抑制细胞色素 C 从线粒体转位出去,介导内源性凋亡途径的发生[155]。

ARC, 全称为 Apoptosis Repressor with caspase recruitment domain(CARD),是一个内源性的凋亡抑制因子,能够直接与 caspase 8 和 2 结合,而不能与 caspase 3 和内源性凋亡途径的 caspase 9 结合[156-161]。ARC 不像大多数凋亡抑制因子那样仅仅作用于内源性或者外源性凋亡途径,它能够经过一系列已经报道的机制共同拮抗内源性和外源性凋亡途径。ARC 与前体 caspase 8 的 DED 结构域结合,而外源性凋亡途径启动所必需的 DISC 复合物的形成需要激活的死亡受体,FADD,一些其他装配蛋白,还有对前体 caspase 8 的招募,因此 ARC 与前体 caspase 8 的竞争结合,阻碍了 DISC 复合物形成所需的有效前体 caspase 8,从而抑制外源性途径。其实 ARC 与前体 caspase 8 的结合是在线粒体中,只有胞浆里磷酸化激活的 ARC 转运至线粒体后,才能与前体 caspase 8 结合[156,159,162]。ARC 的作用还在于其能抑制内源性凋亡途径,因为 ARC 能和 Bax 结合,抑制其活化和转位[160,162,163]。当然还有一些列的报道阐述了 ARC 在凋亡途径上的不同作用[160,164,165]。但是更特殊的是,ARC 主要高表达于终末分化的细胞,比如心肌细胞、骨骼肌细胞、神经元,另外也发现高表达于一些肿瘤细胞,这说明了 ARC 作为强大的凋亡抑制因子,也具有显著的组织特异性[156,166,167]。

在前面的研究我们看到 SNX13 敲除后变化显著的 caspases 是 caspase 8 和 3,再加之我们心肌细胞的组织特异性与 SNX13 敲除致凋亡的事实,所以我们设想了 ARC 作用的异常是 SNX13 敲除致凋亡致心衰的机制。曾有报道[166],在肌营养不良的转基因小鼠骨骼肌肌肉切片中,检测到肌肉细胞的凋亡和 ARC 的表达甚微或者是消失了,肌肉细胞凋亡的原因可能是 ARC 的下调。双氧水刺激和缺氧时心肌细胞的 ARC 蛋白水平也下降了[160,168]。缺血心肌组织[169],人心衰样本[161]中的 ARC 也都显著下降。因此,我们也在小鼠心衰模型心肌组织中重复到了心衰时 ARC 表达水平显著下调的结果。接着,我们检测了 SNX13 敲除心肌细胞的 ARC 表达水平,结果显示,SNX13 敲除后,ARC 的蛋白表达水平显著下调,再结合 SNX13 敲除后 caspase 8 激活增加,说明了 SNX13 致凋亡的机制很有可能由 ARC 介导的。

4.4.2　SNX13 敲除后 ARC 的溶酶体途径降解

在解释 SNX13 敲除后是否由 ARC 下调来介导凋亡的发生之前,我们需要清楚 SNX13 敲除后 ARC 表达水平异常的直接形式。我们知道,对基因表达的调控方式主要分为转录水平即翻译前的调控,以及翻译后蛋白修饰合成以及蛋白降解的调控。

首先,ARC 的转录水平的调控已经有不少报道。Ras 的活化能够调控 ARC 转录水平[170]。H9C2 细胞实验发现 p53 会阴性调控 ARC 的转录[171]。此外,ARC 也受 Foxo3a 的转录调控,Foxo3 敲除后 ARC 的

mRNA 水平和蛋白水平都下调[172]。除此之外,最近也有关于 miRNAs 调控 ARC 转录的报道,ARC 是 miR - 185 的直接调控靶基因[173],而 miR - 30d 能间接调控 ARC 的转录[174]。除了转录水平的调控,ARC 蛋白水平的调控目前主要聚焦在泛素-蛋白酶体降解途径上。双氧水刺激的细胞的 ARC 蛋白水平明显下调,其 mRNA 水平未见异常,但当突变掉 ARC 的泛素作用位点后 ARC 的蛋白水平就不再下调[169]。另外,ARC 的泛素蛋白酶体降解过程依赖于 MDM2(p53 激活的泛素 E3 连接酶),因为 MDM2 会加速 ARC 的泛素化和蛋白酶体途径降解,MDM2 突变或者缺失后 ARC 的降解发生异常[175]。这些事实阐述了一些凋亡刺激因素作用下,ARC 蛋白是由泛素化蛋白酶体途径被降解,从而丧失其抗凋亡作用。

鉴于之前的报道,我们分别从转录水平和降解途径解析了 SNX13 敲除 ARC 表达下调的方式。第一,无论心衰模型还是 SNX13 敲除的心肌细胞,与对照相比,ARC 的 mRNA 水平都未见异常,所以 SNX13 敲除后 ARC 的转录水平不受影响。第二,我们从溶酶体降解途径和蛋白酶体降解途径分别解析。Bafilomycin A1 是一种溶酶体 V - ATPase 的抑制剂,经常用来抑制溶酶体途径降解[176-179]。MG132 是一种蛋白酶活性抑制剂,经常用来抑制泛素-蛋白酶体途径降解[180,181]。我们分别用 Bafilomycin A1 和 MG132 处理 SNX13 敲除的心肌细胞,只有 Bafilomycin A1 抑制溶酶体酶活性阻碍溶酶体降解途径才能恢复 SNX13 敲除引起的 ARC 水平下调,之前报道的蛋白酶体降解途径反而没有在这里作用。为了进一步明确这种降解途径,我们用 LAMP1 - siRNA 转染抑制溶酶体结构蛋白 LAMP1 的表达破坏溶酶体形成的方式,同样恢复了 SNX13 敲除后 ARC 的蛋白水平。所以,关于死亡信号刺激下 ARC 通过泛素蛋白酶体降解的机制不再适用于 SNX13 敲除的前提条件。当然,只要考虑到 SNX13 蛋白作为分拣蛋白的基本功能属性,我们不难理解这种 ARC 溶酶体途径降解的特殊性,这部分我在后面会再谈论。

因此,我们发现了 ARC 蛋白水平调控的新机制,即 ARC 的溶酶体降解途径。

4.4.3　SNX13 敲除后凋亡和心力衰竭的机制是 ARC 的下调

在第三章里我们发现了 SNX13 敲除后斑马鱼的心肌细胞发生了自噬和凋亡。第四章前面的内容里我们解析出了抗凋亡因子 ARC 在 SNX13 敲除后表达水平明显下调。那么,SNX13 敲除后的凋亡是否由 ARC 的下调诱发的呢? 在这里,我们采用了反证法或者说是功能恢复法回答了这个疑问。我们发现,无论是新生大鼠心肌细胞 SNX13 敲除后的细胞凋亡效应,还是斑马鱼 SNX13 敲除后的心衰,经 ARC 过表达后,都能得到非常显著的功能改善。尽管 ARC 过表达后凋亡改善的详尽机理未被阐述,但至少可以明确一点,那就是 SNX13 敲除引起的凋亡和心衰的机制中,ARC 的异常是极其重要的。

ARC 的敲除和缺失是否会引发凋亡同样成为本部分内容的重要机制之一。AML3 细胞 siRNA 方法敲除 ARC 表达后,AnnV/7AAD 染色直接检测到明显的凋亡,同时也增加了药物 AraC 处理后的细胞凋亡率,尽管作者没给出详尽的解释,但 ARC 敲除的细胞确实发生了凋亡[182]。H9C2 细胞经 siRNA 特异性敲除 ARC 后,能自发激活 Bax,引起细胞死亡[160]。不过,也有的报道认为,无论是细胞还是动物层面,ARC 单纯的敲除并不会直接诱发凋亡,而只是加速了这类 ARC 敲除的细胞或动物在凋亡诱发因子作用下的凋亡发生。比如,MIN6 细胞敲除 ARC 后,尽管基础状态下敲除组合未敲除组未见细胞凋亡率的差异,但在 thapsigargin 处理后,ARC 敲除组的细胞凋亡更明显,并且激活型 caspase 8 和激活型 caspase 3 的水平上升更明显[183]。再比如,ARC 全身敲除的小鼠在生理状态下并未被检测出自发的心肌凋亡,但是在机械和缺血等应激作用下,ARC 敲除的小鼠心肌细胞的凋亡率比正常小鼠的显著增加,作者也做了相应解释,认为基础状态下 ARC 的缺失有可能被其他机制补偿,直到应激状态下补偿机制不足才会出现凋亡,另外该作者还发现了人类心衰心肌组织中 ARC 蛋白的下调,并认为 ARC 的下调更可能是心衰的起始诱发因素而不是心衰的结局[161]。

另外,关于 ARC 敲除引起凋亡的机制通常是下面这样叙述的。凋亡复合体 DISC 的形成非常依靠前体 caspase 8 的招募[184],一旦 ARC 缺失后,caspase 8 被激活的概率就显著增加。心肌细胞敲除 ARC 或者抑制 ARC 磷酸化后,ARC 无法与 caspase 8 结合,因而在凋亡信号刺激下细胞更容易发生外源性途径凋亡[185]。

在第 3 章内容中,我们已经检测到 SNX13 敲除明显激活了 caspase 8,激活了外源性凋亡途径,另外尽管没探测到显著增加的激活型 caspase 9 和线粒体凋亡途径的 Bcl－2 家族蛋白的明显异常,但斑马鱼的 caspase 9 抑制剂实验也有少部分提示的确有内源性途径的参与。这些效应与 ARC 的外源性和内源性抗凋亡生理机制的确相似。因此,结合第 3、4 章 ARC 恢复实验的结果,我们可以得出,SNX13 敲除会引起 ARC 表达下调,ARC 无法竞争结合前体 caspase 8,导致 DISC 容易形成,并且 caspase 8 容易被激活,因此主要诱发了外源性途径的凋亡。但是,SNX13 敲除致 ARC 表达下调这种基础状态下就会出现明显的心肌细胞凋亡和心衰,我认为这种 ARC 的下调确实增加了细胞凋亡的易感性,同时,我们之前也发现,斑马鱼 SNX13 敲除的心肌细胞除了明显的细胞凋亡外也检测到大量自噬小体,而自噬和凋亡的信息交互作用(crosstalk)在心脏疾病病理生理中往往存在[186],因此,SNX13 敲除下调了 ARC 的表达水平,易于激活 caspase 8,再加上 SNX13 敲除后的自噬小体可能会不断呈送死亡信号,所以明显诱发了外源性途径的细胞凋亡。

4.4.4　SNX13 调控 ARC 的转位

要解释 SNX13 与 ARC 的相互作用,首先需要明确 ARC 的细胞内分布情况以及 SNX13 的基本生理功能。

有研究检测过内源性 ARC 蛋白在心肌细胞中的定位分布。ARC 蛋白同时分布于线粒体和胞浆中,而线粒体中的 ARC 是磷酸化激活形式。ARC 的磷酸化依赖于 CK2 蛋白,当抑制 CK2 后,线粒体中 ARC 的水平减少,而胞浆组分中增多。因为胞浆中的 ARC 也只有磷酸化后转运至线粒体才能结合于 caspase 8 以及 Bax 等发挥抗凋亡的功能[159]。同时也有报道对心肌细胞免疫荧光染色,发现小部分的 ARC 还定位分布于肌浆网中,发挥调节钙离子肌浆网释放的功能[172]。

SNX13,最早被命名为 RGS-PX1,是 SNXs 家族的一员,具有双重生理功能。首先,因为含有 RGS 结构域,所以 SNX13 也是 GTP 酶激活蛋白,能与 Gαs 结合,减弱 G 蛋白受体信号。其次就是 PX 结构域,这也是 SNX13 被命名为 SNXs 家族一员的原因。SNX13 因其 PX 结构域而定位分布于富含 PtdIns3P 的早期内小体,调控蛋白的分选。表皮生长因子(EGF)就是由 SNX13 在早内小体分选,过表达的 SNX13 会延迟 EGF 转位至溶酶体被降解[72]。另外,所有 SNXs 均含有 PX 结构域,几乎都结合于早期内小体。SNXs 往往与内吞的膜蛋白分子结合,在早期内小体内对内吞蛋白分选,分选后有三种结局,① 直接回收内吞蛋白到细胞膜继续发挥功能;② 转运内吞蛋白到内质网-高尔基系统中进行再加工,再加工后回收到胞膜发挥功能;③ 推送内吞蛋白至晚期内小体,最后到溶酶体内进行降解。而中心作用点即早期内小体,也是 SNXs 的 PX 结构域发挥作用的地方,SNXs 的功能缺失会丧失对内吞蛋白的分选而直接送至溶酶体降解[106,131,187-189]。

尽管 ARC 是胞浆蛋白,无法像膜蛋白内吞后推送至早期内小体,但是 ARC 受调控的结局,即 SNX13 的敲除促进了 ARC 蛋白的溶酶体途径降解,却是和 SNXs 调控膜蛋白的机制很相似。我们推测 SNX13 对 ARC 的调控也行使了早期内小体内的蛋白分选作用,于是我们验证了 SNX13 和 ARC 的互作,分析了 ARC 与早期内小体的关系,以及 SNX13 缺失前后 ARC 的胞内转运过程。结果不出所料,我们发现,免疫共沉淀实验证实了 SNX13 与 ARC 之间的互作关系;细胞免疫荧光成像可见,ARC 与 SNX13 和 EEA1(经典的早期内小体标志)都有比较多的共定位,同时纯化的早期内小体中也检测到比较高水平的 ARC 蛋白,这些都意味着在细胞中的分布除了一部分 ARC 在线粒体发挥功能,一部分在内质网或者核内,其他一些未磷酸化未激活的生理状态下的 ARC 其实位于早期内小体内,受到分选蛋白 SNX13 的调控,我们发现,当 SNX13 缺失后,ARC 失去了 SNX13 的调控作用,因而被误认为错误蛋白,转送至溶酶体中被降解。同时,结合第二部分中溶酶体抑制剂处理和溶酶体结构破坏对 ARC 蛋白水平的恢复,进一步证实了 ARC 受到 SNX13 分选调控的可能性。

由此可以明确,SNX13 缺失后,无法对早期内小体里的 ARC 进行分选,导致 ARC 转运至溶酶体中降解,然后胞浆中没有可被磷酸化的 ARC 转位到线粒体结合前体 caspase 8 或者 Bax 等,从而使 caspase 8 处于易激活状态,加速细胞的外源性凋亡,甚至心衰。

4.4.5 SNX13 通过 PXA 结构域与 ARC 作用

SNX13 由四个主要的结构域组成,分别为 PXA 结构域、RGS 结构域、PX 结构域和 PXC 结构域。除了 PXA 和 PXC 为 PX 相关的结构域,两者的功能还未被阐述外,关于 PX 结构域和 RGS 结构域的功能的报道已经有很多。

含 PX 结构域的蛋白绝大多数都是在内吞系统中被发现的,但是也

有定位于其他细胞器组分,调控了多种细胞内的转位和信号通路。PX
结构域属于膜上具有招募功能的模块,它能与不同细胞器上的 PtdInsP
脂(磷酸肌醇)结合。也正因为这种特异的结合,所以决定了不同 PX 蛋
白的细胞内定位和相应的它们的功能。哺乳动物的 PX 结构域更倾向
于结合 PtdIns3P,后者主要在早期内小体膜上。PX 结构域除了与脂质
结合以外,也能行使蛋白脚手架作用[188]。很多含 PX 结构域的分子可
以通过 PX 结构域自身发挥蛋白蛋白之间的互相作用,但是其中机制并
不清楚。另外,PX 结构域也有间接参与蛋白互作的,比如 PLD1 和
PLD2 的 PX 结构域能结合 dynamin 蛋白的 GTPase,所以能作为 GAPs
(GTP 酶激活蛋白)影响 dynamin 介导的胞吞作用[190]。

　　大多数 RGS 结构域蛋白作为 GTP 酶激活蛋白(GAPs),可以作用
于许多细胞信号通路。另外,RGS 结构域也能被高度调控,改变他们的
GAP 活性,或者亚细胞器定位,从而发挥更多特别的信号调控作用。G
蛋白受体介导的信号通路对于心血管系统的生理功能很关键,那么
RGS 结构域对 G 蛋白受体通路的调控就显得非常重要[70]。而 SNX13
(RGS-PX1)也是 G 蛋白受体相关蛋白,可以通过 RGS 结构域调控
GTP 酶活性,从而影响 G 蛋白受体信号通路,所以 SNX13 在心脏生理
功能中可能存在重要的作用。本文的主角是 SNX13,研究对象是心衰,
根据 RGS 结构域功能的分析,不难推测,SNX13 对于心衰的调控或许
就只是因为 RGS 结构域介导了 G 蛋白受体信号通路,影响了神经体液
调节,而并不是前面部分提到的 SNX13 敲除后细胞凋亡引起的心衰。
因此我们鉴定了 SNX13 的 RGS 结构域在心肌细胞中的作用。一方面,
我们在细胞层面采用了两种实验手段检测了心肌细胞在 SNX13 敲除后
的 cAMP 水平,因为这是直接反应 G 蛋白受体信号通路效应的指标。
另一方面,我们也在斑马鱼层面,采用 G 蛋白受体信号通路抑制剂 H89
处理 SNX13 敲除的斑马鱼。如图 4-15,我们发现,SNX13 敲除后,肾

A

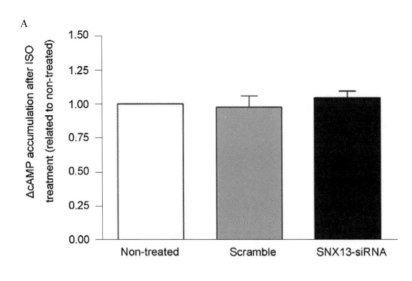

B

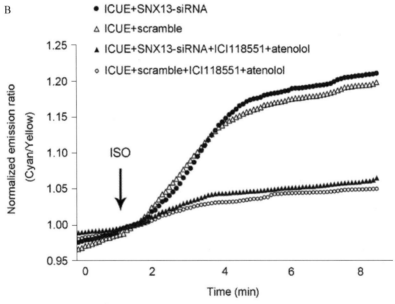

图 4 - 15　心肌细胞 cAMP 水平的检测

　　A 为新生大鼠心肌细胞在 SNX13 - siRNA 或无效序列转染 72 小时,经异丙肾上腺素 (ISO)处理 30 分钟后细胞内的 cAMP 水平。结果显示三组之间无差异。B 图为 SNX13 敲除的心肌细胞,用 FRET 技术实时监测 ISO 处理后细胞内的 cAMP 水平。结果显示对 照 Scramble 组和 SNX13 敲除组之间无差异。ICUE 为对 cAMP 敏感的 FRET 质粒, ICI118551 为 β2 肾上腺素受体抑制剂,作用浓度为 10 μM,atenolol 为 β1 肾上腺素受体抑 制剂,作用浓度为 10 μM,抑制剂两组为阳性对照上腺素受体激活后心肌细胞内 cAMP 的水平与对照组均无差异。此外,SNX13 敲除的斑马鱼在 H89 处理后心脏功能也未见改善。这说明了 SNX13 敲除并未明显影响 G 蛋白受体信号通路,也就更进一步明确了 SNX13 敲除后心肌细胞凋亡引起心衰机制的重要性。

因此我们构建了四个不同结构域的缺失突变体,并且验证了四个突变体与 ARC 的物理相互作用,以及各自的生理功能。我们发现,四个突变体中,只有 PXA 的缺失突变体与 ARC 不能结合,说明了 PXA 结构域为 SNX13 与 ARC 的结合位点。另外,四个突变体中只有 PXA 缺失突变体的过表达效应与 SNX13 全蛋白敲除一致,即促使 ARC 转位至溶酶体降解以及激活 caspase 8。这些都表明,SNX13 调控 ARC 的功能依赖于 PXA 结构域。同时,我们也为 PXA 结构域的功能研究提供了案例。

第5章

结论与展望

5.1 结　　论

1. 慢性心力衰竭时,心脏中 SNX13 的表达显著下调。

2. SNX13 基因被敲除后,斑马鱼胚胎会发生严重的心功能异常,主要因为心肌细胞触发了外源性途径主导的凋亡。当抑制相应的凋亡途径后,心功能会显著改善。

3. ARC 的分布和表达异常是 SNX13 敲除诱发细胞凋亡的机制。SNX13 能通过内小体途径调控 ARC 的细胞内转运,SNX13 的缺失促使 ARC 转运至溶酶体降解。同时,过表达 ARC 能纠正 SNX13 引起的表型。而 SNX13 与 ARC 互作的关键结构域是 SNX13 的 PXA 结构域。

4. 本节首次揭示了 SNXs 家族蛋白在心衰疾病中的作用,首次发现了抗凋亡分子 ARC 在细胞内的转运调控机制,并且全面地解读了 SNX13 调控 ARC 的详细机制。

5.2　进一步工作

1. 本书采用的动物模型为斑马鱼。尽管 SNX13 全敲的老鼠胚胎致死，但后期还需要构建 SNX13 敲除的杂合子老鼠，或者心肌细胞特异性敲除 SNX13 的老鼠，再进一步观察表型。

2. 本书解释了 SNX13 通过 PXA 结构域调控 ARC 的转运，后期还需要进一步探索 ARC 的结合位点，以此推敲出 SNX13 同样作用方式调控的其他分子。

3. SNX13 敲除斑马鱼的心肌细胞中存在大量凋亡，并且本书集中讨论了凋亡的诱发机制，后期还需探讨 SNX13 敲除可能引起的除凋亡以外的机制，有可能也是引起心衰的原因。

4. SNX13 与心衰是我们研究 SNXs 家族与心脏疾病关系的起点，后期我们还会继续探索不同 SNXs 家族成员在其他心脏疾病中的重要作用。

参考文献

［1］ Roger V L，Go A S，Lloyd-Jones D M，et al. Heart disease and stroke statistics — 2012 update：A report from the American Heart Association ［J］. Circulation，2012，1：e2 - e220.

［2］ Braunwald E. Heart Failure［J］. JACC：Heart Failure，2013，1：1 - 20.

［3］ Kehat I，Molkentin J D. Molecular pathways underlying cardiac remodeling during pathophysiological stimulation［J］. Circulation，2010，25：2727 - 2735.

［4］ Willis M S，Townley-Tilson W H，Kang E Y，et al. Sent to destroy：The ubiquitin proteasome system regulates cell signaling and protein quality control in cardiovascular development and disease［J］. Circ Res，2010，3：463 - 478.

［5］ Curran J，Makara M A，Mohler P J. Endosome-based protein trafficking and Ca(2+) homeostasis in the heart［J］. Front Physiol，2015，34.

［6］ Traynor D，Kay R R. Possible roles of the endocytic cycle in cell motility ［J］. J Cell Sci，2007，Pt 14：2318 - 2327.

［7］ Boucrot E，Kirchhausen T. Endosomal recycling controls plasma membrane area during mitosis［J］. Proc Natl Acad Sci U S A，2007，19：7939 - 7944.

［8］ Palacios F，Schweitzer J K，Boshans R L，et al. ARF6 - GTP recruits

Nm23 – H1 to facilitate dynamin-mediated endocytosis during adherens junctions disassembly[J]. Nat Cell Biol, 2002, 12: 929 – 936.

［9］ McEwen D P, Schumacher S M, Li Q, et al. Rab – GTPase – dependent endocytic recycling of Kv1.5 in atrial myocytes[J]. J Biol Chem, 2007, 40: 29612 – 29620.

［10］ Kruse M, Schulze-Bahr E, Corfield V, et al. Impaired endocytosis of the ion channel TRPM4 is associated with human progressive familial heart block type I[J]. J Clin Invest, 2009, 9: 2737 – 2744.

［11］ Curran J, Makara M A, Little S C, et al. EHD3 – dependent endosome pathway regulates cardiac membrane excitability and physiology[J]. Circ Res, 2014, 1: 68 – 78.

［12］ Ishii K, Norota I, Obara Y. Endocytic regulation of voltage-dependent potassium channels in the heart[J]. J Pharmacol Sci, 2012, 4: 264 – 269.

［13］ Perrino C, Schroder J N, Lima B, et al. Dynamic regulation of phosphoinositide 3 – kinase-gamma activity and beta-adrenergic receptor trafficking in end-stage human heart failure[J]. Circulation, 2007, 22: 2571 – 2579.

［14］ Xu Y, Hortsman H, Seet L, et al. SNX3 regulates endosomal function through its PX-domain-mediated interaction with PtdIns3P[J]. Nat Cell Biol, 2001, 7: 658 – 666.

［15］ Gruenberg J, Griffiths G, Howell K E. Characterization of the early endosome and putative endocytic carrier vesicles in vivo and with an assay of vesicle fusion in vitro[J]. J Cell Biol, 1989, 4: 1301 – 1316.

［16］ Dunn K W, McGraw T E, Maxfield F R. Iterative fractionation of recycling receptors from lysosomally destined ligands in an early sorting endosome[J]. J Cell Biol, 1989, 6 Pt 2: 3303 – 3314.

［17］ Christoforidis S, Miaczynska M, Ashman K, et al. Phosphatidylinositol – 3 – OH kinases are Rab5 effectors[J]. Nat Cell Biol, 1999, 4: 249 – 252.

[18] Gorvel J P, Chavrier P, Zerial M, et al. rab5 controls early endosome fusion in vitro[J]. Cell, 1991, 5: 915 - 925.

[19] Nielsen E, Severin F, Backer J M, et al. Rab5 regulates motility of early endosomes on microtubules[J]. Nat Cell Biol, 1999, 6: 376 - 382.

[20] Simonsen A, Lippe R, Christoforidis S, et al. EEA1 links PI(3)K function to Rab5 regulation of endosome fusion[J]. Nature, 1998, 6692: 494 - 498.

[21] Raposo G, Marks M S. Melanosomes-dark organelles enlighten endosomal membrane transport[J]. Nat Rev Mol Cell Bio, 2007, 10: 786 - 797.

[22] Ponting C P. Novel domains in NADPH oxidase subunits, sorting nexins, and PtdIns 3 - kinases: binding partners of SH3 domains? [J]. Protein Sci, 1996, 11: 2353 - 2357.

[23] Falasca M, Maffucci T. Rethinking phosphatidylinositol 3 - monophosphate [J]. Biochim Biophys Acta, 2009, 12: 1795 - 1803.

[24] Kanai F, Liu H, Field S J, et al. The PX domains of p47phox and p40phox bind to lipid products of PI(3)K[J]. Nat Cell Biol, 2001, 7: 675 - 678.

[25] Zhong Q, Lazar C S, Tronchere H, et al. Endosomal localization and function of sorting nexin 1[J]. Proc Natl Acad Sci USA, 2002, 10: 6767 - 6772.

[26] Lee J S, Kim J H, Jang I H, et al. Phosphatidylinositol (3, 4, 5)-trisphosphate specifically interacts with the phox homology domain of phospholipase D1 and stimulates its activity[J]. J Cell Sci, 2005, Pt 19: 4405 - 4413.

[27] Kurten R C, Cadena D L, Gill G N. Enhanced degradation of EGF receptors by a sorting nexin, SNX1[J]. Science, 1996, 5264: 1008 - 1010.

[28] Bravo J, Karathanassis D, Pacold C M, et al. The crystal structure of the PX domain from p40(phox) bound to phosphatidylinositol 3 - phosphate[J]. Mol Cell, 2001, 4: 829 - 839.

[29] Zhong Q, Lazar C S, Tronchere H, et al. Endosomal localization and

function of sorting nexin 1[J]. Proc Natl Acad Sci USA, 2002, 10:
6767 - 6772.

[30] Teasdale R D, Collins B M. Insights into the PX (phox-homology) domain
and SNX (sorting nexin) protein families: structures, functions and roles in
disease[J]. Biochem J, 2012, 1: 39 - 59.

[31] Amphipathic motifs in BAR domains are essential for membrane curvature
sensing[J]. Embo J, 2009, 21: 3303 - 3314.

[32] Carlton J, Bujny M, Peter B J, et al. Sorting Nexin - 1 mediates Tubular
Endosome-to-TGN transport through coincidence sensing of high - curvature
membranes and 3 - phosphoinositides[J]. Curr Biol, 2004, 20: 1791 - 1800.

[33] Pylypenko O, Lundmark R, Rasmuson E, et al. The PX - BAR membrane -
remodeling unit of sorting nexin 9[J]. Embo J, 2007, 22: 4788 - 4800.

[34] Niu Y, Zhang C, Sun Z, et al. PtdIns 4 P regulates retromer-motor
interaction to facilitate dynein-cargo dissociation at the trans-Golgi network
[J]. Nat Cell Biol, 2013, 4: 417 - 429.

[35] Seaman M N J. The retromer complex-endosomal protein recycling and
beyond[J]. J Cell Sci, 2012, 20: 4693 - 4702.

[36] McGough I J, Cullen P J. Recent advances in retromer biology[J]. Traffic,
2011, 8: 963 - 971.

[37] Bonifacino J S, Hurley J H. Retromer[J]. Curr Opin Cell Biol, 2008, 4:
427 - 436.

[38] Utskarpen A, Slagsvold H H, Dyve A B, et al. SNX1 and SNX2 mediate
retrograde transport of Shiga toxin[J]. Biochem Bioph Res Co, 2007, 2:
566 - 570.

[39] Gullapalli A, Wolfe B L, Griffin C T, et al. An essential role for SNX1 in
lysosomal sorting of protease-activated receptor - 1: evidence for retromer-,
Hrs-, and Tsg101 - independent functions of sorting nexins[J]. Mol Biol
Cell, 2006, 3: 1228 - 1238.

[40]　Gullapalli A, Garrett T A, Paing M M, et al. A role for sorting nexin 2 in epidermal growth factor receptor down-regulation: evidence for distinct functions of sorting nexin 1 and 2 in protein trafficking[J]. Mol Biol Cell, 2004, 5: 2143 - 2155.

[41]　Schwarz D G, Griffin C T, Schneider E A, et al. Genetic analysis of sorting nexins 1 and 2 reveals a redundant and essential function in mice[J]. Mol Biol Cell, 2002, 10: 3588 - 3600.

[42]　Wassmer T, Attar N, Harterink M, et al. The retromer coat complex coordinates endosomal sorting and dynein-mediated transport, with carrier recognition by the trans-Golgi network[J]. Dev Cell, 2009, 1: 110 - 122.

[43]　Wassmer T, Attar N, Bujny M V, et al. A loss-of-function screen reveals SNX5 and SNX6 as potential components of the mammalian retromer[J]. J Cell Sci, 2007, Pt 1: 45 - 54.

[44]　Lundmark R, Carlsson S R. SNX9 - a prelude to vesicle release[J]. J Cell Sci, 2008, 1: 5 - 11.

[45]　Zhang J, Zhang X, Guo Y, et al. Sorting Nexin 33 induces mammalian cell micronucleated Phenotype and Actin Polymerization by interacting with Wiskott-Aldrich syndrome protein[J]. J Biol Chem, 2009, 32: 21659 - 21669.

[46]　Park J, Kim Y, Lee S, et al. SNX18 shares a redundant role with SNX9 and modulates endocytic trafficking at the plasma membrane[J]. J Cell Sci, 2010, Pt 10: 1742 - 1750.

[47]　Dyve A B, Bergan J, Utskarpen A, et al. Sorting nexin 8 regulates endosome-to-Golgi transport [J]. Biochem Bioph Res Co, 2009, 1: 109 - 114.

[48]　Traer C J, Rutherford A C, Palmer K J, et al. SNX4 coordinates endosomal sorting of TfnR with dynein-mediated transport into the endocytic recycling compartment[J]. Nat Cell Biol, 2007, 12: 1370 - 1380.

[49] Ghai R, Mobli M, Norwood S J, et al. Phox homology band 4. 1/ezrin/
radixin/moesin-like proteins function as molecular scaffolds that interact with
cargo receptors and Ras GTPases[J]. Proc Natl Acad Sci USA, 2011, 19:
7763 - 7768.

[50] van Kerkhof P, Lee J, McCormick L, et al. Sorting nexin 17 facilitates LRP
recycling in the early endosome[J]. Embo J, 2005, 16: 2851 - 2861.

[51] Stockinger W, Sailler B, Strasser V, et al. The PX-domain protein SNX17
interacts with members of the LDL receptor family and modulates
endocytosis of the LDL receptor[J]. Embo J, 2002, 16: 4259 - 4267.

[52] Farfán P, Lee J, Larios J, et al. A Sorting Nexin 17 - Binding Domain
Within the LRP1 Cytoplasmic Tail Mediates Receptor Recycling Through the
Basolateral Sorting Endosome[J]. Traffic, 2013, 7: 823 - 838.

[53] Knauth P, Schlüter T, Czubayko M, et al. Functions of Sorting Nexin 17
Domains and Recognition Motif for P-selectin Trafficking[J]. J Mol Biol,
2005, 4: 813 - 825.

[54] Lee J, Retamal C, Cuitino L, et al. Adaptor protein sorting Nexin 17
regulates Amyloid precursor protein trafficking and processing in the early
endosomes[J]. J Biol Chem, 2008, 17: 11501 - 11508.

[55] Steinberg F, Heesom K J, Bass M D, et al. SNX17 protects integrins from
degradation by sorting between lysosomal and recycling pathways[J]. The
Journal of Cell Biology, 2012, 2: 219 - 230.

[56] Böttcher R T, Stremmel C, Meves A, et al. Sorting nexin 17 prevents
lysosomal degradation of β1 integrins by binding to the β1 - integrin tail[J].
Nat Cell Biol, 2012, 6: 584 - 592.

[57] Czubayko M, Knauth P, Schlüter T, et al. Sorting nexin 17, a non-self-
assembling and a PtdIns3P high class affinity protein, interacts with the
cerebral cavernous malformation related protein KRIT1[J]. Biochem Bioph
Res Co, 2006, 3: 1264 - 1272.

[58] Balana B, Maslennikov I, Kwiatkowski W, et al. Mechanism underlying selective regulation of G protein-gated inwardly rectifying potassium channels by the psychostimulant-sensitive sorting nexin 27[C]//Proceedings of the National Academy of Sciences. 2011, 14: 5831 – 5836.

[59] Joubert L, Hanson B, Barthet G, et al. New sorting nexin (SNX27) and NHERF specifically interact with the 5 – HT4a receptor splice variant: roles in receptor targeting[J]. J Cell Sci, 2004, Pt 22: 5367 – 5379.

[60] MacNeil A J, Mansour M, Pohajdak B. Sorting nexin 27 interacts with the Cytohesin associated scaffolding protein (CASP) in lymphocytes [J]. Biochem Bioph Res Co, 2007, 4: 848 – 853.

[61] Lunn M, Nassirpour R, Arrabit C, et al. A unique sorting nexin regulates trafficking of potassium channels via a PDZ domain interaction[J]. Nat Neurosci, 2007, 10: 1249 – 1259.

[62] Balana B, Maslennikov I, Kwiatkowski W, et al. Mechanism underlying selective regulation of G protein-gated inwardly rectifying potassium channels by the psychostimulant-sensitive sorting nexin 27[J]. Proceedings of the National Academy of Sciences, 2011, 14: 5831 – 5836.

[63] Munoz M B, Slesinger P A. Sorting nexin 27 regulation of G protein-gated inwardly rectifying K(+) channels attenuates in vivo cocaine response[J]. Neuron, 2014, 3: 659 – 669.

[64] Cai L, Loo L S, Atlashkin V, et al. Deficiency of Sorting Nexin 27 (SNX27) Leads to Growth Retardation and Elevated Levels of N-Methyl-D-Aspartate Receptor 2C (NR2C)[J]. Mol Cell Biol, 2011, 8: 1734 – 1747.

[65] Lauffer B E L, Melero C, Temkin P, et al. SNX27 mediates PDZ-directed sorting from endosomes to the plasma membrane[J]. The Journal of Cell Biology, 2010, 4: 565 – 574.

[66] Wang X, Zhao Y, Zhang X, et al. Loss of sorting nexin 27 contributes to excitatory synaptic dysfunction by modulating glutamate receptor recycling in

Down's syndrome[J]. Nat Med, 2013, 4: 473 - 480.

[67] Steinberg F, Gallon M, Winfield M, et al. A global analysis of SNX27 - retromer assembly and cargo specificity reveals a function in glucose and metal ion transport[J]. Nat Cell Biol, 2013, 5: 461 - 471.

[68] Loo L S, Tang N, Al-Haddawi M, et al. A role for sorting nexin 27 in AMPA receptor trafficking[J]. Nature Communications, 2014, 5.

[69] Zheng B, Tang T, Tang N, et al. Essential role of RGS-PX1/sorting nexin 13 in mouse development and regulation of endocytosis dynamics[J]. Proc Natl Acad Sci USA, 2006, 45: 16776 - 16781.

[70] Riddle E L. Multi-Tasking RGS Proteins in the Heart: The Next Therapeutic Target? [J] Circ Res, 2005, 4: 401 - 411.

[71] Zheng B, Lavoie C, Tang T D, et al. Regulation of epidermal growth factor receptor degradation by heterotrimeric Galphas protein[J]. Mol Biol Cell, 2004, 12: 5538 - 5550.

[72] Zheng B. RGS-PX1, a GAP for Galphas and sorting nexin in vesicular trafficking[J]. Science, 2001, 5548: 1939 - 1942.

[73] Ha C M, Park D, Kim Y, et al. SNX14 is a bifunctional negative regulator for neuronal 5 - HT6 receptor signaling[J]. J Cell Sci, 2015, 9: 1848 - 1861.

[74] Thomas A C, Williams H, Setó-Salvia N, et al. Mutations in SNX14 Cause a Distinctive Autosomal-Recessive Cerebellar Ataxia and Intellectual Disability Syndrome[J]. Am J Hum Genet, 2014, 5: 611 - 621.

[75] Huang H S, Yoon B J, Brooks S, et al. SNX14 regulates neuronal excitability, promotes synaptic transmission, and is imprinted in the brain of mice[J]. PLoS One, 2014, 5: e98383.

[76] Hao X, Wang Y, Ren F, et al. SNX25 regulates TGF-β signaling by enhancing the receptor degradation[J]. Cell Signal, 2011, 5: 935 - 946.

[77] Pons V, Luyet P P, Morel E, et al. Hrs and SNX3 functions in sorting and membrane invagination within multivesicular bodies[J]. PLoS Biol, 2008,

9：e214.

[78] Qin B，He M，Chen X，et al. Sorting nexin 10 induces giant vacuoles in mammalian cells[J]. J Biol Chem. 2006，48：36891 - 36896.

[79] Xu J，Xu T，Wu B，et al. Structure of sorting nexin 11（SNX11）reveals a novel extended Phox Homology（PX）domain critical for inhibition of SNX10 - induced vacuolation[J]. J Biol Chem，2013，23：16598 - 16605.

[80] Mizutani R，Nakamura K，Kato N，et al. Expression of sorting nexin 12 is regulated in developing cerebral cortical neurons[J]. J Neurosci Res，2012，4：721 - 731.

[81] Zhao Y，Wang Y，Yang J，et al. Sorting nexin 12 interacts with BACE1 and regulates BACE1 - mediated APP processing[J]. Mol Neurodegener，2012，1：30.

[82] Phillips S A，Barr V A，Haft D H，et al. Identification and characterization of SNX15，a novel sorting nexin involved in protein trafficking[J]. J Biol Chem，2001，7：5074 - 5084.

[83] Hanson B J，Hong W. Evidence for a role of SNX16 in regulating traffic between the early and later endosomal compartments[J]. J Biol Chem，2003，36：34617 - 34630.

[84] Le Blanc I，Luyet P，Pons V，et al. Endosome-to-cytosol transport of viral nucleocapsids[J]. Nat Cell Biol，2005，7：653 - 664.

[85] Hoepfner S，Severin F，Cabezas A，et al. Modulation of receptor recycling and degradation by the endosomal kinesin KIF16B[J]. Cell，2005，3：437 - 450.

[86] Hirokawa N，Noda Y，Tanaka Y，et al. Kinesin superfamily motor proteins and intracellular transport[J]. Nat Rev Mol Cell Bio，2009，10：682 - 696.

[87] Okada H，Zhang W，Peterhoff C，et al. Proteomic identification of sorting nexin 6 as a negative regulator of BACE1 - mediated APP processing[J]. The FASEB Journal，2010，8：2783 - 2794.

［88］ Betts G N, van der Geer P, Komives E A. Structural and functional consequences of tyrosine phosphorylation in the LRP1 cytoplasmic domain ［J］. J Biol Chem, 2008, 23: 15656 - 15664.

［89］ Schobel S, Neumann S, Hertweck M, et al. A novel sorting nexin modulates endocytic trafficking and secretase cleavage of the amyloid precursor protein［J］. J Biol Chem, 2008, 21: 14257 - 14268.

［90］ Thinakaran G, Koo E H. Amyloid precursor protein trafficking, processing, and function［J］. J Biol Chem, 2008, 44: 29615 - 29619.

［91］ Bu G. Apolipoprotein E and its receptors in Alzheimer's disease: pathways, pathogenesis and therapy［J］. Nat Rev Neurosci, 2009, 5: 333 - 344.

［92］ Florian V, Schlüter T, Bohnensack R. A new member of the sorting nexin family interacts with the C-Terminus of P-Selectin［J］. Biochem Bioph Res Co, 2001, 4: 1045 - 1050.

［93］ Knauth P, Schlüter T, Czubayko M, et al. Functions of sorting nexin 17 domains and recognition motif for P-selectin trafficking［J］. J Mol Biol, 2005, 4: 813 - 825.

［94］ Williams R, Schluter T, Roberts M S, et al. Sorting nexin 17 accelerates internalization yet retards degradation of P-selectin［J］. Mol Biol Cell, 2004, 7: 3095 - 3105.

［95］ Schaff U Y, Shih H H, Lorenz M, et al. SLIC - 1/sorting nexin 20: a novel sorting nexin that directs subcellular distribution of PSGL - 1［J］. Eur J Immunol, 2008, 2: 550 - 564.

［96］ Nguyen L N, Holdren M S, Nguyen A P, et al. Sorting nexin 1 down-regulation promotes colon tumorigenesis［J］. Clin Cancer Res, 2006, 23: 6952 - 6959.

［97］ Huang Z, Huang S, Wang Q, et al. MicroRNA-95 promotes cell proliferation and targets sorting nexin 1 in human colorectal carcinoma［J］. Cancer Res, 2011, 7: 2582 - 2589.

［98］ Bujny M V, Ewels P A, Humphrey S, et al. Sorting nexin - 1 defines an early phase of Salmonella-containing vacuole-remodeling during Salmonella infection［J］. J Cell Sci, 2008, Pt 12: 2027 - 2036.

［99］ Braun V, Wong A, Landekic M, et al. Sorting nexin 3 (SNX3) is a component of a tubular endosomal network induced by Salmonella and involved in maturation of the Salmonella-containing vacuole［J］. Cell Microbiol, 2010, 9: 1352 - 1367.

［100］ Chen D, Xiao H, Zhang K, et al. Retromer is required for apoptotic cell clearance by phagocytic receptor recycling［J］. Science, 2010, 5970: 1261 - 1264.

［101］ Almendinger J, Doukoumetzidis K, Kinchen J M, et al. A conserved role for SNX9 - family members in the regulation of phagosome maturation during engulfment of apoptotic cells［J］. PLoS One, 2011, 4: e18325.

［102］ Lu N, Shen Q, Mahoney T R, et al. Three sorting nexins drive the degradation of apoptotic cells in response to PtdIns3P signaling［J］. Mol Biol Cell, 2011, 3: 354 - 374.

［103］ Rockman H A, Ross R S, Harris A N, et al. Segregation of atrial-specific and inducible expression of an atrial natriuretic factor transgene in an in vivo murine model of cardiac hypertrophy［J］. Proc Natl Acad Sci USA, 1991, 18: 8277 - 8281.

［104］ Braunwald E. The war against heart failure: the Lancet lecture［J］. The Lancet, 2015, 9970: 812 - 824.

［105］ Braunwald E. Heart Failure［J］. JACC: Heart Failure. 2013, 1: 1 - 20.

［106］ von Zastrow M, Sorkin A. Signaling on the endocytic pathway［J］. Curr Opin Cell Biol, 2007, 4: 436 - 445.

［107］ Maxfield F R, McGraw T E. Endocytic recycling［J］. Nat Rev Mol Cell Bio, 2004, 2: 121 - 132.

［108］ Ellson C D, Andrews S, Stephens L R, et al. The PX domain: a new phosphoinositide-binding module[J]. J Cell Sci, 2002, Pt 6: 1099 – 1105.

[109] Cullen P J. Endosomal sorting and signalling: an emerging role for sorting nexins[J]. Nat Rev Mol Cell Biol, 2008, 7: 574 – 582.

[110] Teasdale R D, Collins B M. Insights into the PX (phox-homology) domain and SNX (sorting nexin) protein families: structures, functions and roles in disease[J]. Biochem J, 2012, 1: 39 – 59.

[111] Zheng B. RGS-PX1, a GAP for Galphas and sorting nexin in vesicular trafficking[J]. Science, 2001, 5548: 1939 – 1942.

[112] Riddle E L. Multi-tasking RGS proteins in the heart: The next therapeutic target? [J] Circ Res, 2005, 4: 401 – 411.

[113] Malone M H, Sciaky N, Stalheim L, et al. Laser-scanning velocimetry: a confocal microscopy method for quantitative measurement of cardiovascular performance in zebrafish embryos and larvae [J]. BMC Biotechnol, 2007, 40.

[114] Stainier D Y. Zebrafish genetics and vertebrate heart formation[J]. Nature Reviews Genetics, 2001, 1: 39 – 48.

[115] Dooley K Z L. Zebrafish: a model system for the study of human disease [J]. Curr Opin Genet Dev, 2000, 252 – 256.

[116] Howe K, Clark M D, Torroja C F, et al. The zebrafish reference genome sequence and its relationship to the human genome[J]. Nature, 2013, 7446: 498 – 503.

[117] Kettleborough R N W, Busch-Nentwich E M, Harvey S A, et al. A systematic genome-wide analysis of zebrafish protein-coding gene function [J]. Nature, 2013, 7446: 494 – 497.

[118] Feitsma H, Cuppen E. Zebrafish as a cancer model[J]. Molecular Cancer Research, 2008, 5: 685 – 694.

[119] Bakkers J. Zebrafish as a model to study cardiac development and human cardiac disease[J]. Cardiovasc Res, 2011, 2: 279 – 288.

[120] Ekker A N. Effective targeted gene "knockdown" in zebrafish[J]. Nat Genet, 2000, 26: 216 – 220.

[121] Bill B R, Petzold A M, Clark K J, et al. A primer for morpholino use in zebrafish[J]. Zebrafish, 2009, 1: 69 – 77.

[122] Grünig E, Tasman J A, Kücherer H, et al. Frequency and phenotypes of familial dilated cardiomyopathy[J]. J Am Coll Cardiol, 1998, 1: 186 – 194.

[123] McNally E M, Golbus J R, Puckelwartz M J. Genetic mutations and mechanisms in dilated cardiomyopathy[J]. J Clin Invest, 2013, 1: 19 – 26.

[124] Shih Y H, Zhang Y, Ding Y, et al. The cardiac transcriptome and dilated cardiomyopathy genes in zebrafish [J]. Circulation: Cardiovascular Genetics. 2015: CIRCGENETICS. 114. 000702.

[125] Sehnert A J, Huq A, Weinstein B M, et al. Cardiac troponin T is essential in sarcomere assembly and cardiac contractility [J]. Nat Genet, 1: 106 – 110.

[126] Teasdale R D, Loci D, Houghton F, et al. A large family of endosome-localized proteins related to sorting nexin 1[J]. Biochem J, 2001, Pt 1: 7 – 16.

[127] Carlton J, Bujny M, Rutherford A, et al. Sorting nexins — unifying trends and new perspectives[J]. Traffic, 2005, 2: 75 – 82.

[128] SEET L, HONG W. The Phox (PX) domain proteins and membrane traffic[J]. Biochimica et Biophysica Acta (BBA) - Molecular and Cell Biology of Lipids, 2006, 8: 878 – 896.

[129] Rogaeva E, Meng Y, Lee J H, et al. The neuronal sortilin-related receptor SORL1 is genetically associated with Alzheimer disease[J]. Nat Genet, 2007, 2: 168 – 177.

[130] Alto N M, Weflen A W, Rardin M J, et al. The type III effector EspF coordinates membrane trafficking by the spatiotemporal activation of two eukaryotic signaling pathways[J]. The Journal of Cell Biology, 2007, 7:

1265 - 1278.

[131] Cullen P J. Endosomal sorting and signalling: an emerging role for sorting nexins[J]. Nat Rev Mol Cell Bio, 2008, 7: 574 - 582.

[132] Bin Zheng. Regulation of epidermal growth factor receptor degradation by Heterotrimeric Gαs protein[J]. Mol Biol Cell, 2004, 12: 5538 - 5550.

[133] Tsujimoto Y. Another way to die: autophagic programmed cell death[J]. Cell Death Differ, 2005, S2: 1528 - 1534.

[134] Bursch W. The autophagosomal-lysosomal compartment in programmed cell death[J]. Cell Death Differ, 2001, 6: 569 - 581.

[135] Furutani-Seiki M, Hammerschmidt M, Kane D A, et al. Neural degeneration mutants in the zebrafish, Danio rerio[J]. Development, 1996, 1: 229.

[136] Eimon P M, Kratz E, Varfolomeev E, et al. Delineation of the cell-extrinsic apoptosis pathway in the zebrafish[J]. Cell Death Differ, 2006, 10: 1619 - 1630.

[137] Jakob S, Corazza N, Diamantis E, et al. Detection of apoptosis in vivo using antibodies against caspase-induced neo-epitopes[J]. Methods, 2008, 3: 255 - 261.

[138] Olivetti G, Abbi R, Quaini F, et al. Apoptosis in the failing human heart [J]. N Engl J Med, 1997, 16: 1131 - 1141.

[139] Guerra S, Leri A, Wang X, et al. Myocyte death in the failing human heart is gender dependent[J]. Circ Res, 1999, 9: 856 - 866.

[140] Wencker D, Chandra M, Nguyen K, et al. A mechanistic role for cardiac myocyte apoptosis in heart failure [J]. J Clin Invest, 2003, 10: 1497 - 1504.

[141] Ghobrial I M, Witzig T E, Adjei A A. Targeting apoptosis pathways in cancer therapy[J]. CA Cancer J Clin, 2005, 3: 178 - 194.

[142] Zapata J M, Pawlowski K, Haas E, et al. A diverse family of proteins

containing tumor necrosis factor receptor-associated factor domains[J]. J Biol Chem, 2001, 26: 24242 - 24252.

[143] Reed J C. Bcl - 2 and the regulation of programmed cell death[J]. J Cell Biol, 1994, 1 - 2: 1 - 6.

[144] Thornberry N A, Lazebnik Y. Caspases: enemies within[J]. Science, 1998, 5381: 1312 - 1316.

[145] Meguro T, Chen B, Lancon J, et al. Oxyhemoglobin induces caspase-mediated cell death in cerebral endothelial cells[J]. J Neurochem, 2001, 4: 1128 - 1135.

[146] Ozoren N, Kim K, Burns T F, et al. The caspase 9 inhibitor Z-LEHD-FMK protects human liver cells while permitting death of cancer cells exposed to tumor necrosis factor-related apoptosis- inducing ligand[J]. Cancer Res, 2000, 22: 6259 - 6265.

[147] Takahashi M, Mukai H, Toshimori M, et al. Proteolytic activation of PKN by caspase - 3 or related protease during apoptosis[J]. Proc Natl Acad Sci USA, 1998, 20: 11566 - 11571.

[148] Santoro M F, Wong W W, Giegel D A, et al. Regulation of Protein Phosphatase 2A Activity by Caspase - 3 during Apoptosis[J]. J Biol Chem, 1998, 21: 13119 - 13128.

[149] Wajant H. The Fas Signaling Pathway: More Than a Paradigm[J]. Science, 2002, 5573: 1635 - 1636.

[150] DiPilato L M, Cheng X, Zhang J. Fluorescent indicators of cAMP and Epac activation reveal differential dynamics of cAMP signaling within discrete subcellular compartments [J]. Proc Natl Acad Sci USA, 2004, 47: 16513 - 16518.

[151] Borner S, Schwede F, Schlipp A, et al. FRET measurements of intracellular cAMP concentrations and cAMP analog permeability in intact cells[J]. Nat Protoc, 2011, 4: 427 - 438.

[152] Mercier I, Vuolo M, Jasmin J F, et al. ARC (apoptosis repressor with caspase recruitment domain) is a novel marker of human colon cancer[J]. Cell Cycle, 2008, 11: 1640 - 1647.

[153] W. Robb MacLellan M D S. Death by design: Programmed cell death in cardiovascular biology and disease[J]. Circ Res, 1997, 81: 137 - 144.

[154] Scaffidi C, Schmitz I, Zha J, et al. Differential modulation of apoptosis sensitivity in CD95 type I and type II cells[J]. J Biol Chem, 1999, 32: 22532 - 22538.

[155] Kluck R M, Bossy-Wetzel E, Green D R, et al. The release of cytochrome c from mitochondria: a primary site for Bcl - 2 regulation of apoptosis[J]. Science, 1997, 5303: 1132 - 1136.

[156] Koseki T, Inohara N, Chen S, et al. ARC, an inhibitor of apoptosis expressed in skeletal muscle and heart that interacts selectively with caspases[J]. Proc Natl Acad Sci USA, 1998, 9: 5156 - 5160.

[157] Ekhterae D, Lin Z, Lundberg M S, et al. ARC inhibits cytochrome c release from mitochondria and protects against hypoxia-induced apoptosis in heart-derived H9c2 cells[J]. Circ Res, 1999, 12: e70 - e77.

[158] Gustafsson A B, Sayen M R, Williams S D, et al. TAT protein transduction into isolated perfused hearts: TAT-Apoptosis repressor with caspase recruitment domain is cardioprotective[J]. Circulation, 2002, 6: 735 - 739.

[159] Li P F, Li J, Muller E C, et al. Phosphorylation by protein kinase CK2: a signaling switch for the caspase-inhibiting protein ARC[J]. Mol Cell, 2002, 2: 247 - 258.

[160] Nam Y J, Mani K, Ashton A W, et al. Inhibition of both the extrinsic and intrinsic death pathways through nonhomotypic death-fold interactions[J]. Mol Cell, 2004, 6: 901 - 912.

[161] Donath S. Apoptosis repressor with caspase recruitment domain is required

for cardioprotection in response to biomechanical and ischemic stress[J]. Circulation, 2006, 9: 1203 - 1212.

[162] Jo D G, Jun J I, Chang J W, et al. Calcium binding of ARC mediates regulation of caspase 8 and cell death[J]. Mol Cell Biol, 2004, 22: 9763 - 9770.

[163] Gustafsson A B, Tsai J G, Logue S E, et al. Apoptosis Repressor with Caspase Recruitment Domain Protects against Cell Death by Interfering with Bax Activation[J]. J Biol Chem, 2004, 20: 21233 - 21238.

[164] Murtaza I, Wang H X, Feng X, et al. Down-regulation of catalase and oxidative modification of protein Kinase CK2 Lead to the failure of apoptosis repressor with caspase recruitment domain to inhibit cardiomyocyte hypertrophy[J]. J Biol Chem, 2008, 10: 5996 - 6004.

[165] Wang J X, Li Q, Li P F. Apoptosis repressor with caspase recruitment domain contributes to chemotherapy resistance by abolishing mitochondrial fission mediated by dynamin-related protein-1[J]. Cancer Res, 2009, 2: 492 - 500.

[166] Abmayr S. Characterization of ARC, apoptosis repressor interacting with CARD, in normal and dystrophin-deficient skeletal muscle[J]. Hum Mol Genet, 2003, 2: 213 - 221.

[167] Kung G, Dai P, Deng L, et al. A novel role for the apoptosis inhibitor ARC in suppressing TNFalpha-induced regulated necrosis[J]. Cell Death Differ, 2014, 4: 634 - 644.

[168] Neuss M, Monticone R, Lundberg M S, et al. The apoptotic regulatory protein ARC (Apoptosis Repressor with Caspase Recruitment Domain) prevents oxidant stress-mediated cell death by preserving mitochondrial function[J]. J Biol Chem, 2001, 36: 33915 - 33922.

[169] Nam Y J, Mani K, Wu L, et al. The apoptosis inhibitor ARC undergoes ubiquitin-proteasomal-mediated degradation in response to death stimuli:

identification of a degradation-resistant mutant[J]. J Biol Chem, 2007, 8: 5522 – 5528.

[170] Wu L, Nam Y J, Kung G, et al. Induction of the apoptosis inhibitor ARC by ras in human cancers[J]. J Biol Chem, 2010, 25: 19235 – 19245.

[171] Li Y Z, Lu D Y, Tan W Q, et al. p53 Initiates Apoptosis by Transcriptionally Targeting the Antiapoptotic Protein ARC[J]. Mol Cell Biol, 2008, 2: 564 – 574.

[172] Lu D, Liu J, Jiao J, et al. Transcription factor foxo3a prevents apoptosis by regulating calcium through the apoptosis repressor with caspase recruitment domain[J]. J Biol Chem, 2013, 12: 8491 – 8504.

[173] Li Q, Wang J, He Y, et al. MicroRNA-185 regulates chemotherapeutic sensitivity in gastric cancer by targeting apoptosis repressor with caspase recruitment domain[J]. Cell Death and Disease, 2014, 4: e1197.

[174] Li X, Du N, Zhang Q, et al. MicroRNA-30d regulates cardiomyocyte pyroptosis by directly targeting foxo3a in diabetic cardiomyopathy[J]. Cell Death and Disease, 2014, 10: e1479.

[175] Foo R S Y, Chan L K W, Kitsis R N, et al. Ubiquitination and Degradation of the Antiapoptotic Protein ARC by MDM2[J]. J Biol Chem, 2007, 8: 5529 – 5535.

[176] Maycotte P, Aryal S, Cummings C T, et al. Chloroquine sensitizes breast cancer cells to chemotherapy independent of autophagy[J]. Autophagy, 2014, 2: 200 – 212.

[177] Yoshimori T, Yamamoto A, Moriyama Y, et al. Bafilomycin A1, a specific inhibitor of vacuolar-type H(+)-ATPase, inhibits acidification and protein degradation in lysosomes of cultured cells[J]. J Biol Chem, 1991, 26: 17707 – 17712.

[178] Kozik P, Hodson N A, Sahlender D A, et al. A human genome-wide screen for regulators of clathrin-coated vesicle formation reveals an

unexpected role for the V-ATPase[J]. Nat Cell Biol, 2012, 1: 50 - 60.

[179] Thiery J, Keefe D, Boulant S, et al. Perforin pores in the endosomal membrane trigger the release of endocytosed granzyme B into the cytosol of target cells[J]. Nat Immunol, 2011, 8: 770 - 777.

[180] Kafri R, Levy J, Ginzberg M B, et al. Dynamics extracted from fixed cells reveal feedback linking cell growth to cell cycle[J]. Nature, 2013, 7438: 480 - 483.

[181] Gray D C, Mahrus S, Wells J A. Activation of specific apoptotic caspases with an engineered small molecule-activated protease[J]. Cell, 2010, 4: 637 - 646.

[182] Carter B Z, Qiu Y H, Zhang N, et al. Expression of ARC (apoptosis repressor with caspase recruitment domain), an antiapoptotic protein, is strongly prognostic in AML[J]. Blood, 2011, 3: 780 - 787.

[183] McKimpson W M, Weinberger J, Czerski L, et al. The apoptosis inhibitor ARC alleviates the ER stress response to promote beta-cell survival[J]. Diabetes, 2013, 1: 183 - 193.

[184] Micheau O, Tschopp J. Induction of TNF receptor I-mediated apoptosis via two sequential signaling complexes[J]. Cell, 2003, 2: 181 - 190.

[185] Tan W Q, Wang J X, Lin Z Q, et al. Novel cardiac apoptotic pathway: The dephosphorylation of apoptosis repressor with caspase recruitment domain by calcineurin[J]. Circulation, 2008, 22: 2268 - 2276.

[186] Nishida K, Yamaguchi O, Otsu K. Crosstalk between autophagy and apoptosis in heart disease[J]. Circ Res, 2008, 4: 343 - 351.

[187] Maxfield F R, McGraw T E. Endocytic recycling[J]. Nat Rev Mol Cell Bio, 2004, 2: 121 - 132.

[188] Teasdale R D, Collins B M. Insights into the PX (phox-homology) domain and SNX (sorting nexin) protein families: structures, functions and roles in disease[J]. Biochem J, 2012, 1: 39 - 59.

[189] Ellson C D, Andrews S, Stephens L R, et al. The PX domain: a new phosphoinositide-binding module[J]. J Cell Sci, 2002, Pt 6: 1099 – 1105.

[190] Lee C S, Kim I S, Park J B, et al. The phox homology domain of phospholipase D activates dynamin GTPase activity and accelerates EGFR endocytosis[J]. Nat Cell Biol, 2006, 5: 477 – 484.

后 记

　　我是一名直博生，五年的研究生生活让我收获颇丰。同济大学给了我腾飞的平台，而我所工作学习的心律失常教育部重点实验室又给了我奔向理想的强大助推。同舟共济，自强不息的精神将永远成为我的座右铭。

　　在这里，我要衷心感谢我的导师陈义汉教授，是他孜孜不倦的科学态度、严谨求实的精神、干净利落的办事风格，一直在感染着我、熏陶着我，让我体会到科学研究的无穷魅力，深刻感受到在重大发现跟前的那种无比欣喜感。同时，在我平时的科研工作中，陈义汉教授经常从旁启发，赋予课题无限的创新性，组会讨论时鼓励我大胆发言，勇于表达，碰到实验挫折的时候教会我们不要气馁，得到成果的时候警告我们戒骄戒躁、再攀高峰，正是这样一步一步在父子般情怀的帮助下，我顺利完成了研究生的科研工作，并且获益很多。

　　同时，我还要感谢在日常工作中给予我太多帮助的副导师李俊教授，我们经常像挚友般的互相讨论、互相切磋，他缜密的思维教会了我很多思考的方式，另外对我也关怀备至。此外，我还要衷心感谢在日常生活中不断帮助我的刘懿老师。

　　在平时的生活工作中，我要感谢梁丹丹老师、张大生老师、徐欣然老师、张弘老师、施丹老师、葛冬霞老师、徐亮老师、林立老师、崔映宇老师、蒋晓燕老师、姚磊老师对我的关心和帮助。

感谢跟我一起不分昼夜奋斗在东方医院 14 楼转化医学平台的齐曼同学、潘磊同学、赵春霞同学、王丽洁同学、袁天佑同学、解端阳同学、甄丽晓同学、王世义同学、郑云纯同学、刘远同学、黄建同学、吕菲同学、乌雅汗同学、黄碧君同学、马秀娥同学、耿立同学、周立萍同学、武玉飞同学、王蕴倩同学对我的关心和帮助。

感谢我的家人给我的支持和帮助。

最后,我再次就关心帮助我的所有老师、同学和亲人表示诚挚的谢意!

李长明